代謝平衡飲食法倡導者、內科醫師暨營養學博士
沃夫・方法（Wolf Funfack）◎著
嚴麗娟◎譯

吃對營養享瘦健康，

德國方法醫師的代謝平衡密碼

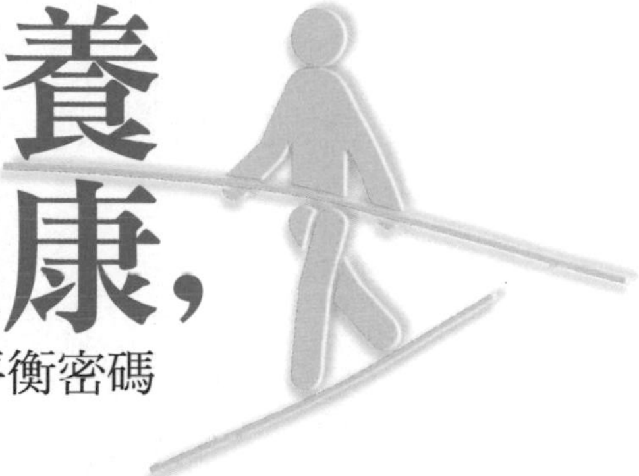

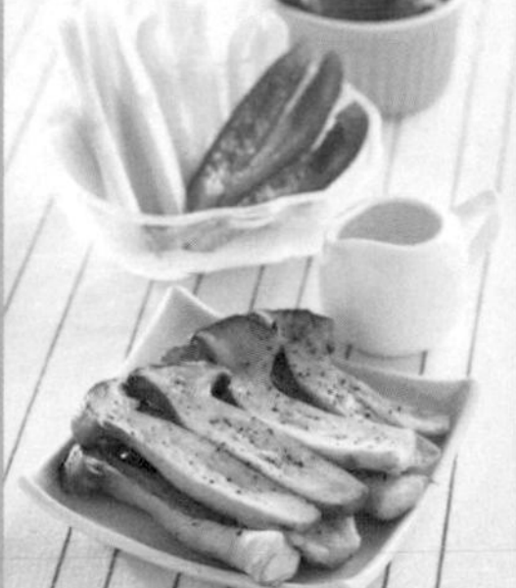

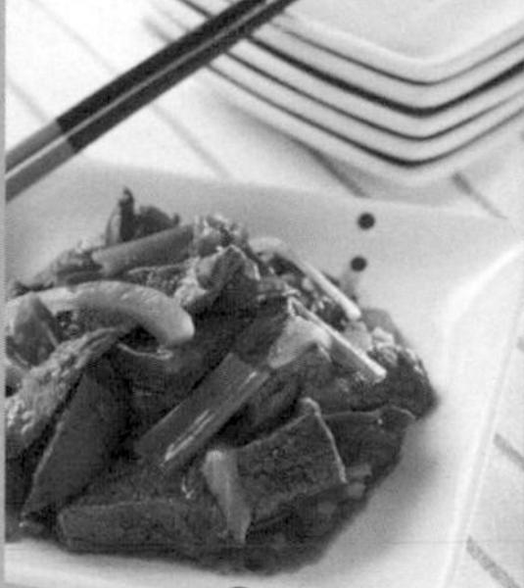

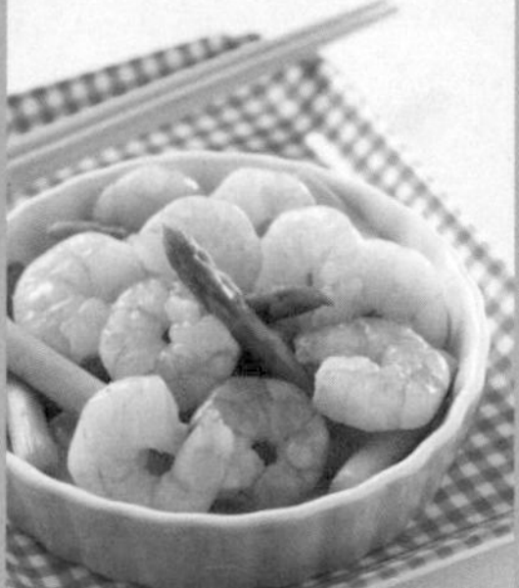

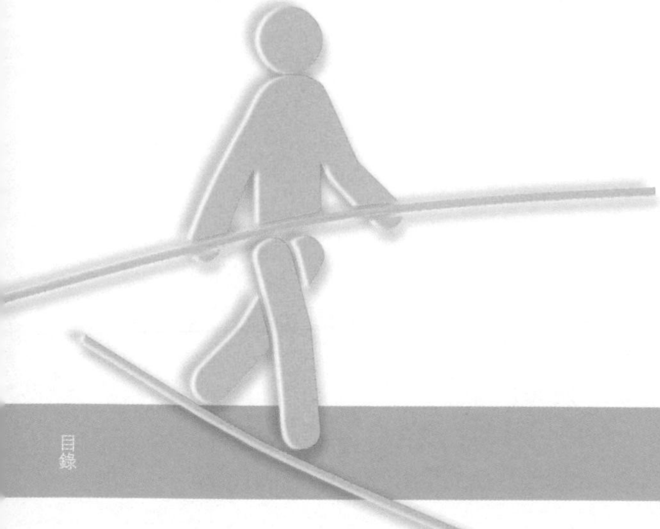

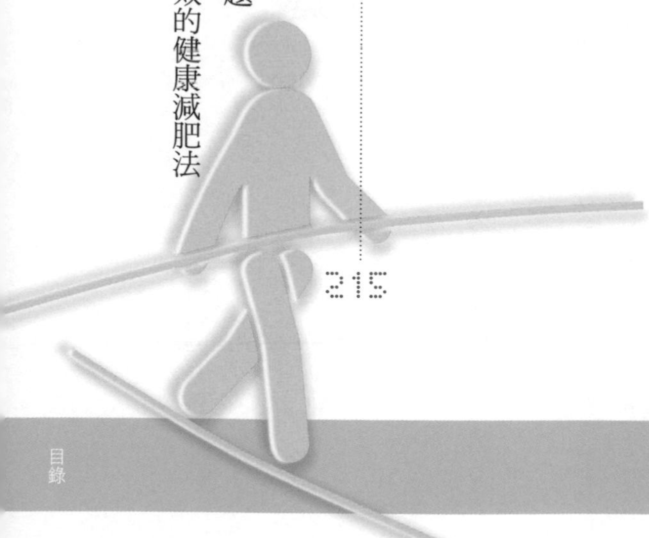

〔推薦序二〕

新陳代謝平衡就能常保健康

◎連文彬（台大醫學院名譽教授）

二〇〇七年九月，我曾為莊立民醫師的書《文明人的健康代價——新陳代謝症候群》作序，當時我從專攻長達半世紀以上的心血管角度切入，從而順著該書的章節，在序文中分享我個人對新陳代謝症候群的了解。

匆匆兩年後，正巧也是九月，原水出版社要我為從德國引進的《Metabolic Balance – The Diät》一書中文版寫序。我意識到「新陳代謝」這個萬物生靈存活的最根本機轉，兩年間在國際與國內，都有聲勢日益壯大，隱隱成為醫界當紅學程的趨勢，所以重作馮婦，再就「新陳代謝」提出我見。

原水新書《吃對營養，享瘦健康——德國方法醫師的代謝平衡密碼》，作者方法醫師（Dr. Funfack）敢於提出不同觀點，開宗明義就提問「我們的營養出了什麼問題？」，而以「碳水化合物陷阱」、「戒除脂肪反而加胖」……等令人耳目一新的章節名目，吸引讀者迅速進入情境，讓我們這些現在後工業時代的凡夫俗子驚覺，我們果然是把自己吃壞了許久而不自知。

方法醫師接著以比較完整的篇幅，穿插了鮮活的比喻和舉例，把幾項最追本究源的文明病肇因，其與生活飲食不正常的相互因果，娓娓道來，不僅專業人士認為言之有物，一般讀者也能看得懂而恍然大悟，這是許多談「新陳代謝」的書難以跨越的鴻溝，但是這本書做到了。

著者從強調「飲食－體質－平衡」的關聯，讓我們反芻「身體到底需要什麼？」這類很核心、卻常被忽略的大哉問，利用「符合人體基因設計的食物」、「胰島素、升糖指數的迷思」、「訓練胰臟」等紙上導覽方式，以具象的文字，幫助我們深切了解不健康的癥結，以及個人化的救贖之道之所在。

這是一本好書，值得反覆咀嚼，細嚼緩嚥，因為深入了解後，妳／你會想體驗什麼是「新陳代謝平衡」這個值得終身奉行，每人都該學來為自己健康負責，進而成為常保健康的生活型態。

〔推薦序二〕

把健康吃回來

◎李英雄（中國醫藥大學副校長）

坊間談論「新陳代謝」的書，多如過江之鯽，但是這本不一樣：它是以「健康」書見長的原水出版社，趕在國際知名的藍燈書屋（Random House）發行英文版之前，以德文原版編譯而成，服務中文讀者群，與一般從英文轉來的情形很不相同。

市面上論述飲食養生的出版品，更是汗牛充棟，但是這本不一樣：它從探究原因（不健康、亞健康到底怎麼回事）、尋找答案（身體到底需要什麼營養）、到鼓勵調理（鎖定最符合個人需要的飲食內容，遵循簡單易行的基本原則，為自己養成終身奉行的習慣），徹底挑戰「吃，誰不會？」的流行謬論。

原著者是一位力行實踐醫學的臨床醫師，專攻內兒科，以多年的博覽群書及臨床試驗，對人體新陳代謝平衡提出一套獨特的理論體系及逆向思考的創新見解。忙碌的行醫服務讓他生活步調與飲食習慣，都與健康愈走愈遠，中等身材卻養出破百的體重，為了回復健康，著者拿出典型德國個性——飽覽流行的健康指南，試行美國風靡的各種減重方式，不滿意之餘鐵了心、要以自創、符合健康的前提為自己找到答案。

方法醫師把自己的「健康吃回來」，成功的原則只在「新陳代謝平衡」，但這每個人都不難懂的原則，由於大家體質與習性互異，都需要依據血液及尿液生化分析結果的判讀，來確認個人化的健康密碼。

這本書紀錄了方法醫師博覽群籍後提出的反思，以鉅大的資料庫驗證了獨到的訣竅和成功的新原則，譬如他獨排眾議，呼籲「三餐必吃，每餐先吃蛋白質」，就與「少吃或少量多餐」的一般減重途徑，以及「先吃蔬果有益消化」的主流思維有極大的反差。但著者沒有讓人失望；每一次提出與眾不同的言論背後，除了大量的成功案例實證以外，方法醫師也以言之有物的學理依據，為自己的專業做了得體的辯證。

我個人從事研究教學及臨床診療工作至今四十年，不敢自稱醫貫中西、博古通今，但畢竟樂見有大量實證的「食療」專書，能啓發國人的反芻，激勵國人追求自我調理，「把健康吃回來」，企盼人手一書，與君共饗之。

〔作者序〕

代謝平衡——你的血液決定你該吃什麼！

◎沃夫．方法（內科醫師暨營養學博士）

敝人專心研究內科全人醫學已經三十多年了。一九七五年，我以〈超重幼兒〉為題，撰寫醫學博士的論文。接下來重心移到加護病房。在加護病房，我要照顧生命垂危的病患、進行人工呼吸、置放心臟節律器，基本上就是站在最前線，為患者的生命奮鬥，那時我認為這就是行醫之道。但現在我認為，加護病房的病患如果早點開始注意飲食和營養均衡，說不定就不會住院了。

一九八三年，我開始在內科負責新陳代謝的課程。從那時候起，專業生涯的重心就轉移到人體的營養和新陳代謝過程。然後在二〇〇一年，我受邀發表演說，主題是「肥胖」，體重高達上百公斤的我當然也算肥胖一族。我發現，我的科學研究和個人利益居然合而為一！

肥胖終究要歸咎內分泌？還是我攝取的營養導致荷爾蒙腺體運作不正常？在挫折和幻滅

之下，我覺得該換個方向思考。我的想法以個人為中心，探討每個人吸收的營養。個人內在的化學作用應該會反映他吃了什麼。這種另類的觀點就是代謝平衡。

本書認為營養是宇宙生命流（希臘文中的pantha rhei，「萬物流動」）的基礎。營養能夠均衡，就能給人精力和健康，而從小就有均衡的營養，就是身體狀況良好的基礎。當你吃錯了營養，攝取了不符合你身體需求的食物，你的代謝情況就無法獲得平衡，也會不當地累積體重，進而得到很多難以治癒的慢性病。只要改善吸收的營養素，就可以恢復健康。

累積了幾十年的個人經驗，輔以營養飲食和新陳代謝的知識，以及我的科學研究結果，再加上每天都有人因為過重來求診，我發現其實每個人的營養密碼就存在自己的血液中。幾十年來我累積了超過35萬個人血液的分析資料，找出每個人獨特的營養需求，並針對這些需求來規畫飲食，讓這些人不但改善了健康，也成功地有了苗條的身材。

我當初寫這本書的目標，在於能讓讀者在成為美食家的同時，仍保持苗條的身材和健康的生活。現在這本書出版了繁體中文版，成為第一本海外出版的語言版本。我希望這本書能幫大家再度找回享受人生和盡情饗宴的本能！

〔體驗推薦〕

來自實際執行者的推薦

在瑞士成長的背景，讓我對歐語系社交圈什麼是短暫流行、什麼是長紅經典，格外敏感。幾年前協助引進風靡一時的法國抗老名醫之後，時序跨向二〇一〇之際，我特別推薦一本書：《Metabolic Balance – Die Diät》。

除了此書本身在德國亞馬遜網路書店連續三年留在暢銷榜前十名的續航力之外，對於書裡提到的飲食法，經過我個人實際體驗、比較的結果，確認「代謝平衡飲法」（Metabolic Balance）是值得每個人一生最少必須做過一次的重要功課。原水文化推出中文版——《吃對營養、享瘦健康：德國方法醫師的代謝平衡密碼》，我衷心為您與家人大力推薦。

—王翊湘（社交名媛／當代藝術策展人）

我先生朱宇鋒（Victor）和他堂姊朱心怡（現改名為王翊湘）一樣，都是在瑞士生長、成人後才回台灣，生活中難免應酬不斷，長年累月精饌美食，也讓這對堂姊弟每隔一陣子就有「需要減重」的驚覺。

宇鋒先是看到堂姊實際進行德國 metabolic balance 代謝平衡健康飲食的效果，再從原文的《Metabolic Balance – Die Diät》書裡找到足以說服自己的論述基礎，之後並向歐洲許多親友查證此種飲食法後，現正親身實際執行體驗中。這段時間以來，看到他的健檢數據和體型改善，連我這個做太太的道地紐約客都全然相信了。這套量身訂做的飲食法名符其實，能幫你回復新陳代謝的平衡，「把健康吃回來」。

—朱宇鋒（投資銀行家／財務顧問）

編按：由於朱宇鋒先生不擅中文書寫，特情商由其夫人林世琛女士代筆。

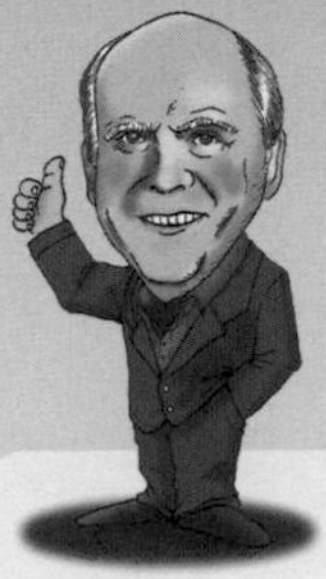

我們攝取的營養出了什麼問題？

歐洲有一個家喻戶曉的童話故事，
故事中幸運的年輕木匠只要喊一聲：
「神奇的桌子，給我們大餐吧！」
桌上就會擺滿各種煎煮炒炸的美食。
現代人就跟那名木匠一樣，
一覺得餓或渴，或只是單純想吃東西，
隨時都可以滿足自己的欲望。
但放縱大吃的結果卻很可怕。

我們吃進去的東西,真的是身體需要的嗎?

我要提醒大家的是,食物無法標準化。我們可以說,有營養的食物必須對每個人來說都很健康,沒有任何例外,但這種食物其實並不存在。食物不一定有營養,雞蛋、魚、肉和預先製造和加工過的食物,例如麵包、香腸和義大利麵等食物,彼此之間也有差異。這都是多元化食品製造技術的產物,在目前的飲食中也占了百分之九十。由於選擇錯誤的食物和聽從經過廣告扭曲的資訊,我們會在購物車裡裝一大堆碳水化合物,而不是對身體有益的東西。結果呢?我們避開脂肪卻愈來愈胖,因為我們吃的東西並不是身體真正需要的。

另一方面,研究醫學和生物學的科學家知道,吃錯了食物和體重過重,會導致非常多的疾病,也占死亡原因的三分之二。德國營養協會的年度報告顯示了非常無情的結果：德國過重的男性人口超過百分之六十五，女性超過百分之五十。

那麼德國人吃了什麼？蔬菜水果太少，太多脂肪和碳水化合物；五十歲以上的人多半吃太多了。德國各個地區各有偏好的食物，除此之外主要的食品包含啤酒、烈酒、零食和甜食。德國人跟美國人一樣，中下階層的肥胖人口愈來愈多，教育程度低落的人多半過重。

同時，現代人愈來愈愛吃，雖說每天的工作十分繁忙不想浪費時間在吃飯上，但平均用餐時間卻比十年前多了二十一分鐘，變成一個小時二十一分。

一般認為傳統烹調法必須經過改造，例如融合各地的烹調法和風味，才能保留市場競爭力。相較之下，日常的食物就必須簡單、快速，且要能符合工作生活步調。因而訂購披薩和其他速食，就成了一種自然的趨勢。

官方的營養指南仍建議食用大量的穀類，來滿足碳水化合物的份量，加工食品在設計時仍以利潤為考量，廣告仍以刺激消費者的購買慾為目標，如此一來，尋求健康的生活依然徒勞無功。

下述各小節，我將一一告訴大家：我們攝取的營養究竟出了什麼問題？而我們又該如何吃對營養，才能保持健康和活力。

處處都有碳水化合物的陷阱

無脂飲食反而讓體重增加

為了遏止胖肚皮像傳染病一樣擴散，數十年來科學家一直在尋找解決方法。大家都有種根深蒂固的觀念，認為高脂肪、高熱量的食物就是過重的主因。一般也相信碳水化合物可以讓身體苗條，甚至有所謂的專家建議攝取的熱量應該有百分之六十來自碳水化合物。

西方工業國家的人士不敢把烤肉、培根、牛油和鮮奶油放在菜單上，但美國人嘗試無脂肪飲食卻造就了碳水化合物的陷阱，多年後人們體重增加的比例反而變高。現在除了糖分和甜食外，我們會吃小麥、米飯、馬鈴薯和其衍生產品。可以說，幾乎每天二十四小時，我們都吃進

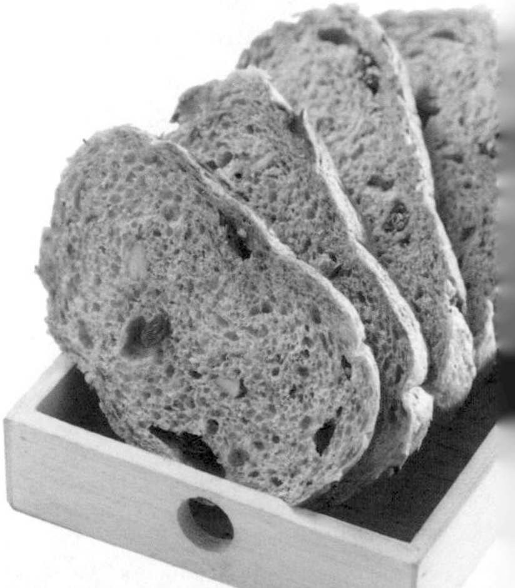

各種不同的碳水化合物，包括：全麥麵包、吐司、無酒精飲料和汽水、啤酒、蛋糕、餅乾、披薩、薯條、麵條和義大利麵。總計攝取的糖分和澱粉十分驚人，碳水化合物已經讓人體不健康肥胖達到頂點！

放棄脂肪與膽固醇並沒有降低心臟病危機

二十多年前，科學家在研究心臟病突發的原因時，認為膽固醇是主要的原因。結果出現了一場史無前例的「低脂肪運動」，消費者必須放棄食物中所有的脂肪。

當時的研究認為，減少攝取的脂肪，就能降低無法控制的膽固醇含量，心臟病發作的危險也跟著下降。在美國威斯康辛州的實驗對象想用碳水化合物擊退不健康，他們主要食用玉米和穀類製成的產品，就連香蕉上都貼了「不含膽固醇」的貼紙，但心臟病發作的案例並未減少。美國人口中有一大半改變飲食習慣，只吃不含脂肪和膽固醇的食物，藉以減少攝取脂肪所得到的熱量。結果呢？過重的人體重增加了，肥胖人口的數目持續上升，增加了百分之三十二。同時，心臟病發作的危機仍未解除，還出現了新的病情——第二型糖尿病。

糖分和不健康的碳水化合物，破壞了身體的糖分分解和胰島素分泌機制，用另一種方式幫肥胖紮根。吃下去的糖都變成脂肪了！

然而，現在已愈來愈多人知道，其實是碳水化合物帶來疾病。蜂蜜、餅乾和甜食中的葡萄糖是一種單醣類，會限制體內的脂肪分解，結果反而累積更多脂肪。

別相信「低脂肪、低碳水化合物、低熱量」的減重迷思

市面上有好多標榜低脂肪、低碳水化合物和低熱量的食品，結果吃了反而讓人生病，我們該怎麼辦？身旁有不少令人發胖的食物，我們真的無法逃脫嗎？如果不接受外來的援助，似乎真的做不到。不明白目標

的人就找不到方法。且用無酒精飲料和低熱量飲料為例，他們在世界各地成功營造出一種文化形象，「輕盈」（light）成為消費主義的重點，不強調輕盈就會讓我們覺得不安。

現在有一種新方法可以測量，為何人在喝汽水的時候，大腦深處會覺得快樂和得到補償。最新的魔術詞就是「神經行銷學」。這種行銷學利用醫學界的磁振影像科技來測量腦部活動。可以確認潛意識中有什麼驅策因素叫我們買飲料——有可能是報償、愉悅或記憶。探索邊緣系統的腦部掃描器和測量的腦部區域所傳達的資料，可以用來開發特殊設計食品。這種食品喚醒潛意識中的渴望，我們自己可能根本沒察覺到。

充斥街頭巷尾的速食，讓飢餓感上癮

現代生活充斥著速食。我們愈來愈容易感到飢餓。速食連鎖店到處都是，引誘我們進去消費，但這些現成的食物只能提供短暫的滿足。這些十分能勾起飢餓感覺的即食產品和半成品中，可能藏有「喚醒潛意識的渴望」。

此外，很多人在口渴時並不會選擇喝水解渴。加了糖分的汽水和啤酒，滿足了人們對碳水化合物的渴望。過重和肥胖的人口一直不斷增加，絲毫沒有轉圜的餘地。很有趣的是，愈刻意避開脂肪，這些數字反而愈高。每次參加聚會或活動，總有人抱怨自己太胖，很多人也知道營養出了問題。如果速食不離開日常生活，攝取的營養多半來自外賣食物，我們會因為吃下不好的東西而感到罪惡，又會因為補償的心態而亂吃。而且我們老覺得沒時間，只好繼續仰賴速食，看起來好像沒有解決方法。

在琳瑯滿目的食品中，低品質的成分很容易藏身其中，我們無法分辨，因為所有的食物都變成「設計出來的產品」。有些製造商覺得有責任要使用天然的成分，宣稱他們的產品「不添加任何調味劑」，卻導致銷售量不佳，收入也跟著減少。科學家已經發現這些食品添加物會帶來「刺激」，研究顯示有些添加物的組合作用就像腦內的「喜悅荷爾蒙」，因此飢餓感變得更像癮頭了。

無所不在的廣告，引誘你吃零食

一家大型公司的主管日前對我說：「我們的產品並非為了滿足飢餓，而是為了引起食慾。」食品產業非常注重利潤，產品是否能給消費者適當的營養，對他們而言並不重要。

為了消除消費者的罪惡感，廣告暗示享受美食會帶給你快樂。基本上，只要是速食，裡面一定加了調味劑。吃慣了甜甜鹹鹹的調味，我們愈來越喜歡這種味道。即使所有食品的味道都一樣，我們也吃不出來。

青少年由於廣告的影響，對人造香料和食物的接受度特別高，他們的味蕾因此更加麻木。食物採用色彩愈來愈繽紛的包裝吸引消費者，卡通和圖片特別容易抓住小朋友的心。食品產業的廣告讓我們相信吃某些東西對身體很好——如果吃某些產品，你就「酷斃了」。舉例來說，廣告上的某種「健康」堅果穀片棒，宣稱可以提供每日所需的水果份量，聽起來似乎不錯，於是我們就相信它是一種「健康食品」。但其中含有不健康的脂肪和糖分，只用小字印在產品包裝上，一般人多半會略過不讀，因為我們不會質疑所謂的「健康食品」。接著我們買愈來愈多宣稱對人體有益的食品，好在兩餐之間有強烈飢餓感或略覺飢餓時，可以派上用場！

最新的研究調查了電視上的食品廣告。結果零食和甜點占了最主要的地位，超過百分之二十五。時髦的食品不會滿足飢餓感，反而會增加食慾。超級運動員最喜歡的高碳水化合物飲食，只會讓我們的肚皮像吹氣般漲大，因為我們燃燒的熱量愈來愈少。美國的食品公司喜歡用這樣的說法：「含有大量碳水化合物和低脂肪的食物很健康」，不過這只是假象。

冷藏技術和食品科技，影響我們對食物的選擇

世界愈來愈小，透過先進的食品加工和貯存技術，就算在五大洲最小的城鎮中，都能吃到來自不同國家的食品。

大概從過去三代以來，大家都認為吃一定的量才會有飽足感。正因這個緣故，我們的新陳代謝就失控了。不論什麼季節，市面上都有各種農產品，而且貨源充足，令人有質和量都過剩的錯覺，就連冬天也能看到草莓和櫻桃。足以代表生活風格和流行的烹調法，把異國風味和其他文化元素帶入我們每日的飲食中。

食品保存技術和運輸能力開放了新興的市場。現在有很多免疫系統上的過敏症狀和食物有關，所以我們該問，我們的消化器官是否已經有能力適應各式各樣的食物？

食品安全成為全球各地的重大經濟問題，這一點也不令人驚訝，自從狂牛症出現以來，消費者要求在食物鏈的每一環，從製造到銷售到各地，都要有可靠的品質控制系統。但由於選擇準則錯誤（過量、太甜、脂肪太多），現代人的飲食習慣對健康的影響愈來愈嚴重。

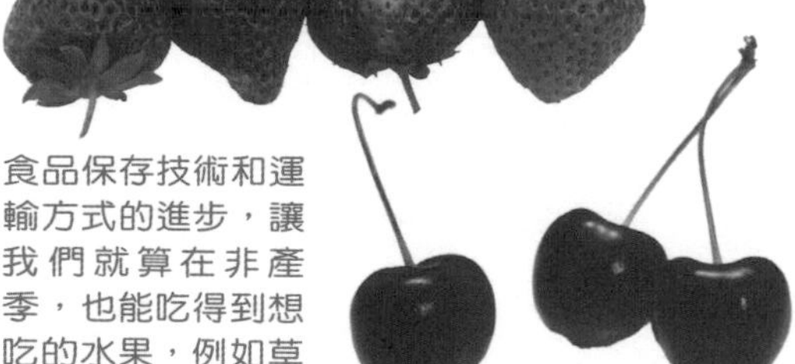

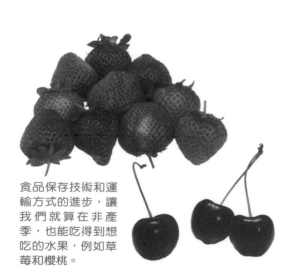

食品保存技術和運輸方式的進步，讓我們就算在非產季，也能吃得到想吃的水果，例如草莓和櫻桃。

過度美化的機能型食品，對健康無益

在西方的工業化國家中，飢餓並非尋找新食物來源的主要誘因，過多的資源和豐盛的飲食習慣才是。趨勢觀察家和食物設計師開發出添加各種號稱「幫助健康、維持身材」物質的「機能食品」後，具有高價值的健康食品在餐桌上就失去了一席之地。

光吃飽還不夠；每個人都希望自己身材苗條、充滿吸引力——簡言之就是要留住青春。市面上充滿了強調能夠給人健康的食物，嬰兒和孩童的食品更淹沒在「益生菌」浪潮中，嬰兒食品中一定加了充滿活力的乳酸或比菲德氏菌。根本的原理就是要透過主要的飲食，讓這些菌種進入身體，因為它們能讓消化系統中的腸道菌相保持完整無缺。然後菌種就能變成對抗過敏的防衛。

到了二〇一〇年，我們的飲食中有百分之二十五可能就屬於這一種機能型食物。有些市調研究預測，到了二〇五〇年，用這些「保健」補充品添加在食物中的比例，可能會高達百分之五十。

益生菌食品只是墮落的開端。跟對立的「抗生素」一樣，傳播非常快速，我希望消費者在購買這些食物時，能明白它們對健康無益。

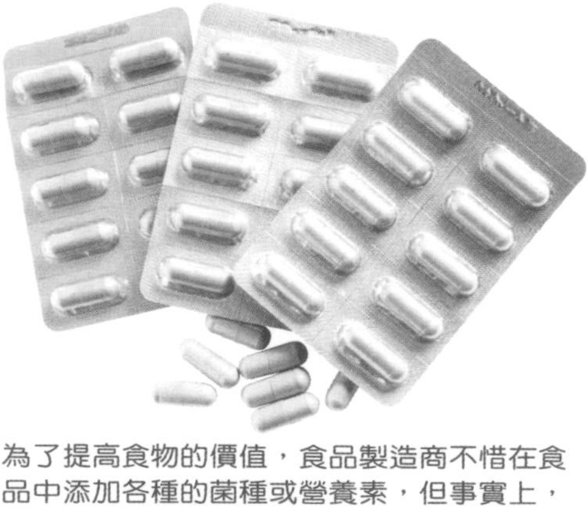

為了提高食物的價值，食品製造商不惜在食品中添加各種的菌種或營養素，但事實上，這些卻對身體健康無益。

小心肥胖、代謝症候群與慢性病上身

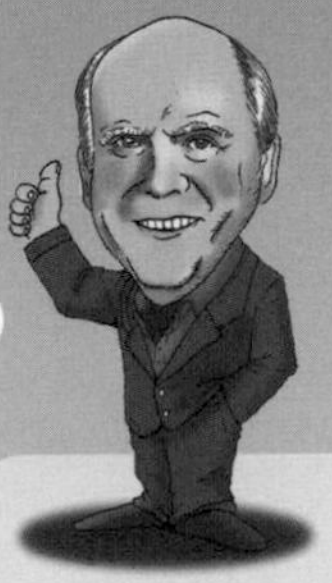

錯誤飲食（包括吃錯東西和過量飲食）的結果，
為人類的健康、社會和經濟帶來大災難。
首先看到的體重的累積，
而緊跟在肥胖之後，就是生病。

肥胖

調節飢餓感的瘦體蛋白與胃飢素

肥胖主要是因為吃進去的熱量比消耗得多。有的人總是覺得飢餓，導致他們整天吃個不停。在我們體內，有兩種調節飢餓感的荷爾蒙，那就是瘦體蛋白（Leptine）和胃飢素（Ghrelin）。

瘦體蛋白是「飽足荷爾蒙」

原本很苗條的人如果暫時體重超過正常範圍，要減重就比別人簡單。他的脂肪細胞只是暫時營養過剩，就像被吹漲了，體積也變得比較大。然而，他的脂肪細胞跟原本就很肥胖的小孩比起來還是比較少。長大到某個尺寸時，肥胖細胞就會告訴身體：「吃飽了」，然後產生出飽足荷爾蒙瘦體蛋白。

這種荷爾蒙會透過下視丘啟動機制，停止飢餓的感覺，它就像自然的胃口抑制劑，會產生飽足感。脂肪細胞填滿後，人體就會分泌瘦體蛋白。體重正常的人體內瘦體蛋白分泌的速度比過重的人快。

肥胖的人常會用一些差勁的藉口來替自己的肥胖脫罪，比方說「都是內分泌惹的禍」，其實從醫學的角度來看也有道理，因為基本上體內負責分泌化學信號物質的腺體出了問題，就會造成肥胖。

據了解，能夠治療肥胖症的荷爾蒙瘦體蛋白，於九〇年代中期在老鼠體內發現，這些老鼠製造的瘦體蛋白很少，因此一直感到飢餓，會不停進食，最後變得非常肥胖。

瘦體蛋白通常是脂肪細胞製造出來的荷爾蒙，會釋放到血液中，當脂肪細胞長大，就會發送信號給身體：「你飽了，不必再吃了。」一開始醫生們很高興他們終於找到了治療肥胖症患者的方法。可惜的是，他們發現這些肥胖的人，尤其是小孩，體內過多的脂肪細胞已經製造出很多瘦體蛋白，所以身體也產生了瘦體蛋白阻抗現象，就跟對胰島素的阻抗一樣，結果他們也從未感覺到飽足。

胃飢素是「飢餓荷爾蒙」

繼瘦體蛋白後，科學家很快又發現另一種可以調節飢餓感的荷爾蒙胃飢素。胃飢素主要在胃黏膜上製造，尤其是胃部空虛和胃壁鬆弛的時候。然後身體會製造胃飢素讓我們感到飢餓。有時候我們會把口渴的信號誤當成飢餓的感覺，當你在非用餐時間覺得飢餓時，可以喝一大杯水，短期內可抑制胃飢素分泌，因為水會擴張胃壁，擾亂荷爾蒙製造。在之後的一個小時內，飢餓感應該就會稍微減輕。

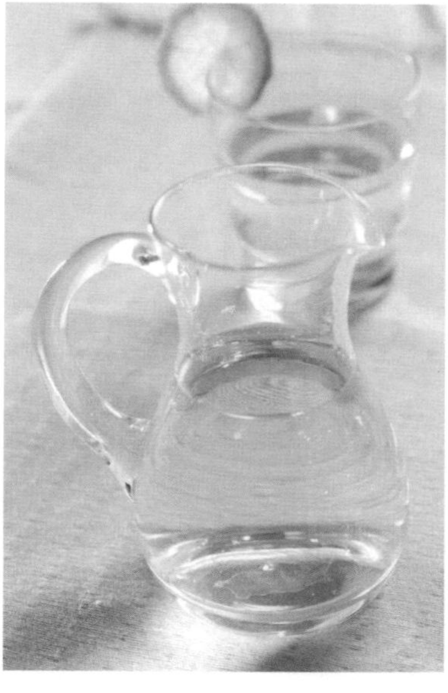

非用餐時覺得飢餓時，
可以喝一大杯水

體重的累積很慢，但不會停下來

額外的體重累積的速度很慢。營養學家曾說過：「額外的體重就像珊瑚礁，累積的速度幾乎像慢動作，但是不會停下來。」脂肪儲存在體內的地方由基因控制，對應祖先預先設定的模式，就跟我們飲食中的基本要素一樣。膚色和髮色比較淺的人種比較容易在身體的凹陷處累積脂肪，例如膝蓋和手肘凹陷的地方，以及下頜，之後則會蔓延到全身的體表。用幾何學的術語來說，他們的身體就像球型，最適合貯存熱能。對居住在寒冷地帶的祖先來說，貯存熱能就能延續生存。

黑髮黑眼的人種體內色素較多，則跟隨來自溫暖氣候地區的祖先。他們的脂肪多半儲存在臀部、胸部和腹部。如此一來體表面積就會增加，有助於身體散熱。

淺膚色人種脂肪易屯積處

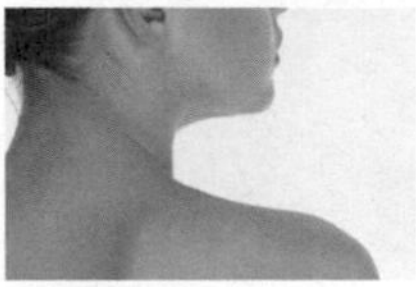

下頜

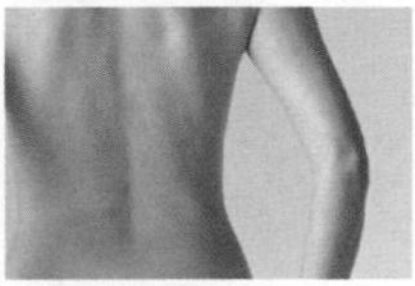

手肘凹陷處

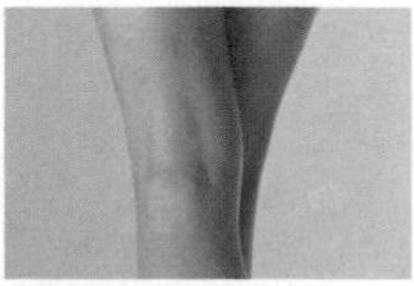

膝蓋凹陷處

人體儲存脂肪的驚人能力

我們的身體有不同的儲存方式。根據需求和急切度，無法儲存空氣，但水分可以儲存長達三天，食物則可儲存長達三個星期。

我們的蛋白質貯存含有兩三公斤的肌肉蛋白質，而碳水化合物貯存視個人身材而定，介於三百到四百公克之間。另一方面，我們的脂肪儲存能力則高得無法測量。這是因為脂肪在體內所能扮演的角色不勝枚舉，例如製造細胞和荷爾蒙、提供緩衝和提供燃料，因此一定要趁著供應充足時大量儲存。

脂肪儲積是生存的重要因素，這是因為我們的新陳代謝和消化系統設計成要應付貧乏、禁食和飢餓等時期，因此，我們的身體會累積脂肪和儲存脂肪，以便留下豐富的儲積，在發生緊急狀況時才能應付。身體內並沒有機制能夠用更經濟或更有效的方法來利用攝取的脂肪，以避免脂肪累積在體內，雖然我們很希望能出現某種機制，負責減掉身體的脂

深膚色人種脂肪易屯積處

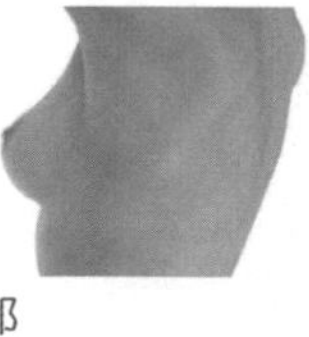

胸部

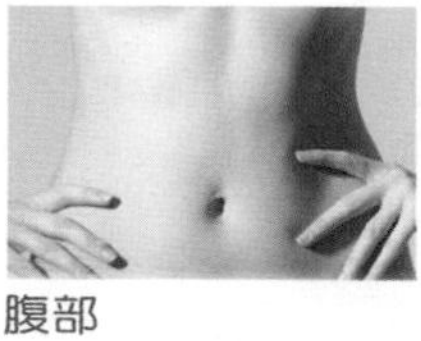

腹部

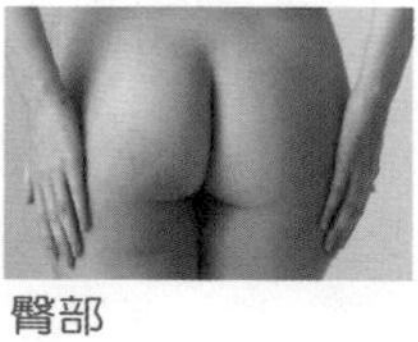

臀部

肪，但事實上身體並無法快速減輕體重。相反的，身體有很多增加脂肪和體重的方法，或者儲存脂肪以備不時之需。

當你發現體重上升，而採取禁食或少吃的方式時，身體一定會採取緊急措施來應付，導致的結果正好和減重的目的牴觸。如果攝取太少熱量，碳水化合物儲積就會遭到攻擊，我們的身體會立刻改變計畫，開始利用體內的蛋白質製造葡萄糖（醣質新生），產生的葡萄糖就可以立即用於燃燒。也就是說，身體犧牲了一部分的蛋白質來應急。

一個好的減重方法，必須能夠有效防止上述的效應出現。你必須吃只會燃燒脂肪的食物。所以當我在研究代謝平衡健康的飲食法時，我讓執行者每天吃下內容豐富的三餐，包含蛋白質和適量的碳水化合物，燃燒脂肪的過程有了足夠的燃料，就能避免肌肉和皮膚鬆弛。而且每餐精確測量飲食量，執行者剛開始時一定要嚴格遵行，一段時間後，當身體平衡了，你就可以適當分配三餐，也能分辨嘴饞和真正的飢餓感覺之間的不同。

有些人說自己「骨架大」，所以體重過重，這種迷思現在已經被打破了。體重六十公斤的男性骨骼僅重四公斤，肌肉的狀態才會影響我們的外型。如果肌肉鬆軟，從來不做運動，外表看起來線條就不夠明確。適度的運動就能鍛鍊肌肉，在改變飲食的同時甚至還能加速減重的速度。透過適量的運動，體內分泌的胰島素就會減少。因此，我也建議執行這套健康法的人，在適當的階段要開始搭配適度的運動。

現代人活動不足、儲存過剩

二十年前，我們日常食品中的脂肪含量比較高，但現在過重的人口卻比之前增加了三倍，所以脂肪並不是唯一的兇手。一百年前，世界上幾乎沒有人過重，肥胖症的遺傳比例低於百分之五。

現今大多數人的每日飲食，缺乏來自水果和蔬

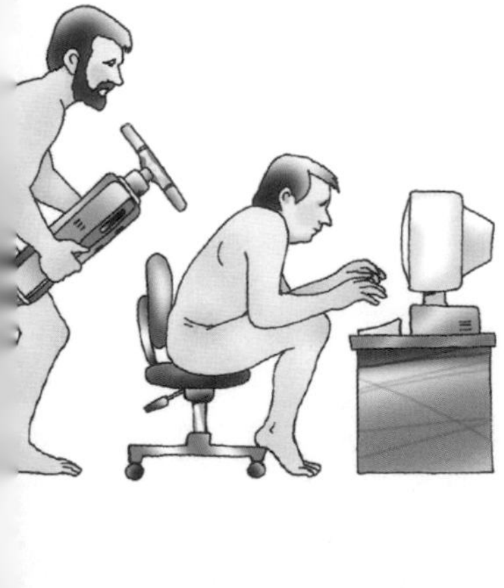

進化和退化：人類慢慢從能夠直立行走的生物回歸到駝背。

菜的膳食纖維，因而導致維生素缺乏和免疫系統低落的問題。

而且我們總無法攝取足夠的葉酸、維生素C、鉀、鈣、鎂、鋅和鐵等微量元素和礦物質，其中一個原因是穀類中的植酸，會防止身體吸收和利用這些物質。

大多數人的運動量不足，因此消耗的熱量也比較少。大多數人每天只從停車場走到辦公室，只有六百公尺的距離。石器時代的老祖宗每天起碼要走二十五公里。他們不光是散步，通常是為了要幫整個族群覓食。不是追著可以吃的東西跑，就是要跑離開想把他們吃掉的野獸！一萬年前，人類才開始定居在今日的伊拉克，也就是介於幼發拉底河和底格里斯河之間的美索不達米亞平原。

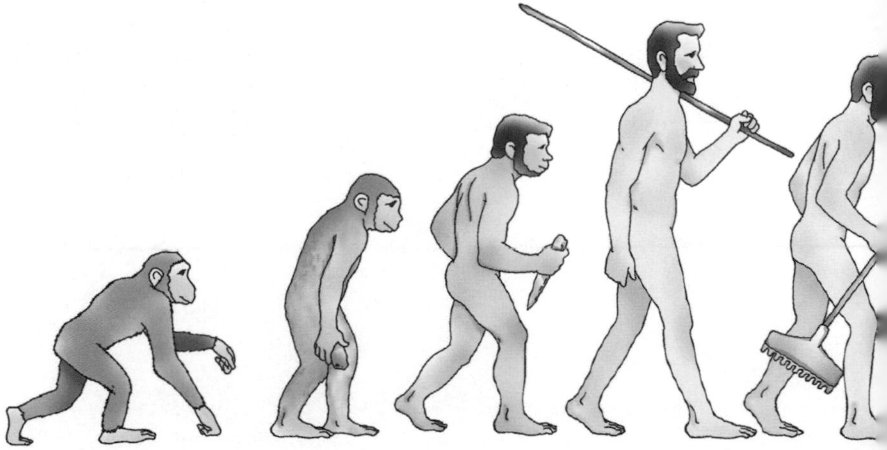

之後人類開始種植稻米、馬鈴薯和小麥，也就是可以在冬天貯存的食物，因此需要禁食的時間就縮短了。在一開始的時候，耕種需要付出大量體力，因為他們沒有牽引機可以拖動巨大的耕犁，那時只有簡陋的犁，農人為了產生食物必須消耗大量的熱量。然而現代的農夫可能在午餐和下午茶之間就可以耕好好幾畝的地，而且今天我們不需要貯存設備，因為四季都有食物。

你也有體重過重的問題嗎？

食物的取得愈來愈便利，人類吃得愈來愈多及精緻，但運動卻大幅減少了。逐漸地，肥胖就成了問題。

要判斷一個人是否肥胖，且需要接受治療，有好幾種測量參數。以往較常用的測量方式是布羅卡（Broca）指數，也就是把身高的公分數減去一百，對男性來說，結果再減掉百分之十就是理想體重，而女性則需減去百分之十五。這個方法對大多數人來說標準都太低了，所以我們需要採用新的數值來當做測量肥胖的可靠方法，也就是身體質量指數（ＢＭＩ）；另外可靠的參考依據還包括腰圍、腰臀比以及生物電子分析（ＢＩＡ）。

身體質量指數（BMI）

世界衛生組織認為BMI超過二十五就需要注意，目前德國人已經有三分之一超過這個數字。超過二十五表示健康更容易出問題；事實上，他們的患病風險是低於二十五的兩倍。

根據台灣在二〇〇五年所做的隨機測試，結果發現十八歲以上的台灣男性，有百分之五十七．九過重，女性數值稍微低些，是百分之四十一．五。BMI超過三十的，男性有百分之十四．四，女性則有百分之十二．八。

BMI超過三十五的話風險更高，更容易導致死亡。

身體質量指數的計算方法

身體質量指數（BMI）=體重（公斤）÷身高（公尺）的平方

BMI與死亡率的關聯

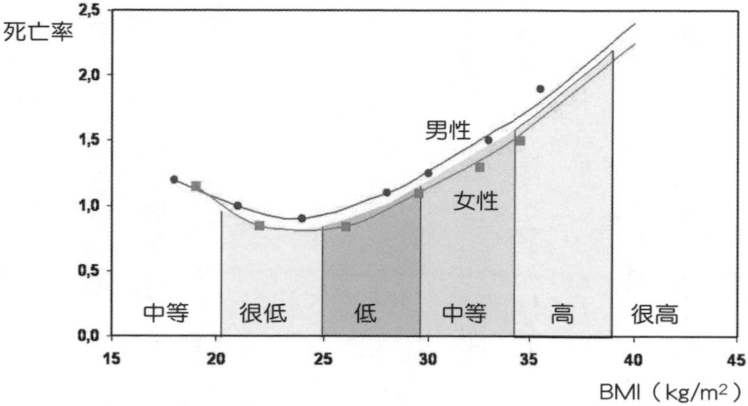

各年齡層BMI標準

年齡（歲）	19-24	<34	<44	<54	<64	>64
BMI	19-24	20-25	21-26	22-27	23-28	24-29

腰圍

根據ＩＤＦ（國際糖尿病聯盟）的標準，男性腰圍不應該超過九十四公分，女性腰圍不應該超過八十公分。研究顯示，如果男性腰圍超過九十四公分，罹患糖尿病的風險就會增加十二倍。

腰臀比

另一個很簡單的方法是測量腰臀比。計算腰臀比（ＷＨＲ）時，醫生就可以判斷患者是屬於男性肥胖（ＷＨＲ大於〇．八八）或女性肥胖（ＷＨＲ小於〇．八八）型。男性多半為「蘋果型」身材，脂肪囤積在腹部。這裡的脂肪比較柔軟，較容易分解；但是這種肥胖類型的人得到心血管疾病的風險比別人明顯高出很多。女性的「梨型」身

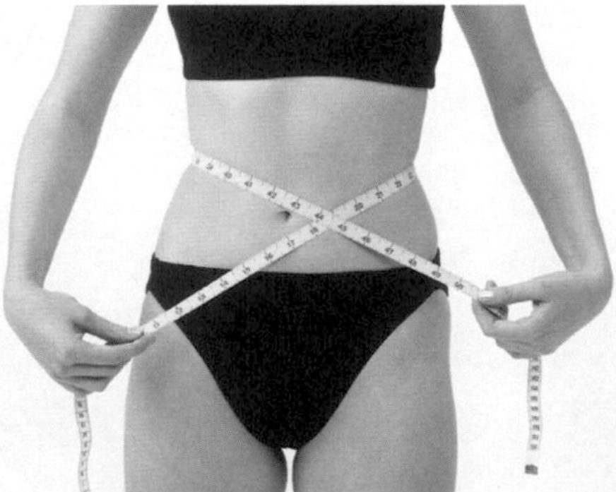

隨時注意自己的腰圍，是確保自己健康的第一步。

材則把脂肪囤積在臀部和大腿，這裡的脂肪比較結實，較難分解，但得到心血管疾病的風險因素比較低。

遊牧民族的脂肪分布多半為男性型，他們的新陳代謝比較不適應消化碳水化合物，而所謂的農耕民族則比較容易消化食物中的碳水化合物。

男性肥胖與女性肥胖型的比較

分　類	男性肥胖型 （WHR＞0.88）	女性肥胖型 （WHR＜0.88）
體型	蘋果型	梨型
脂肪屯積處	腹部	臀部、大腿
脂肪特性	較柔軟，易分解	較結實，難分解
心血管疾病風險	明顯較高	較低
民族傾向	遊牧民族	農耕民族
對碳水化合物消化度	較不適應	較適應

生物電子分析（ＢＩＡ）

使用生物電子分析（ＢＩＡ），我們就能更輕鬆地得到三個身體成分的值：脂肪、非脂肪的物質和水。市面上賣的脂肪測量計可以判斷身體中的水分含量，方法就是測量兩點（例如，兩腳的腳跟）之間的電阻數值，就可以算出體內的脂肪比例。ＢＩＡ測量法能定義手腕上兩個和腳踝兩個，共四個電極之間的電阻。同時，也會使用強度很低的交換電壓，電壓流過三個主要身體成分的速度不一樣。測量電阻和角度相位偏移，就可以很輕鬆地計算出脂肪、非脂肪的物質和水的數值，這些數值可以用在科學研究上。

代謝症候群

身體平衡要歸功於肝臟和腎臟

「新陳代謝」從醫學的角度來看，是指整個新陳代謝的過程。這個過程包含所有和身體運作正常有關的條件：供給營養和處理營養。重點不僅只是在提供身體可以吃的東西，吃下肚的東西經過消化後會變成無法使用的殘餘物質排泄出來，討論新陳代謝的過程時，我們也指心臟、循環、呼吸、消化腺系統等等的正常運作。

我們可以這麼想：所有的飲食都會被消化系統分解成最小的分子，也就是說碳水化合物會分解成單醣，蛋白質分解成胺基酸，脂肪分解成脂肪酸，只有這些最小的分子才能穿過腸壁進入血液，只要兩三種醣類黏在一起，就無法穿過腸壁，而留在消化道裡。蛋白質和脂肪也一樣，如果沒有分解成最小的胺基酸分子，就會留在消化道裡。

身體吸收這些被消化系統分解成最小分子的單體分子營養素，包含來自動物和植物來源的生化物質。被吸收的胺基酸就會按照人體蛋白質製造的方式組合在一起。這個過程需要利用燃燒細胞內的碳水化合物（醣類）和/或脂肪所產生的能量，每天身體都會重新組合和發生改變，就需要能量來燃燒。

蛋白質、碳水化合物、脂肪和維生素，這些健康、支持生命的營養物會提供資源給身體。最終或分解出來的產物就是有害的物質，身體無法繼續利用，或者食物本身的毒素（例如殺蟲劑）也要加以處置。肝臟和腎臟就負責讓這種敏感的互動得到平衡。肝臟、腎臟和肺臟負責平衡體內酸鹼值。要平衡的話，身體需要從外界補充最純淨的水分。

肝臟

肝臟是人體內最大的腺體，就像一座最重要的實驗室。肝臟具備特別的效能，能夠製造和分解脂肪、蛋白質和碳水化合物。肝臟會把糖分轉化成醣原，以便儲存在體內。

肝臟會把脂肪轉成人體脂肪，同時分解三酸甘油酯和膽固醇，再透過膽汁和膽囊排出體外。在蛋白質的新陳代謝過程中，肝臟也負責建造的工作，無法利用的蛋白質會被分解，透過腎臟排出。

腎臟

腎臟會過濾來自血液的物質，之後從尿液排出。這些物質包含蛋白質經過新陳代謝後最後留下來的尿素和尿酸，腎臟控制體內水分和礦物質的動態平衡，配合肝臟和肺調節血液中的酸鹼值。水分是腎臟的主要元素，因為水除了可以溶解物質，同時還能發揮清潔作用。水的主要功能是把所有身

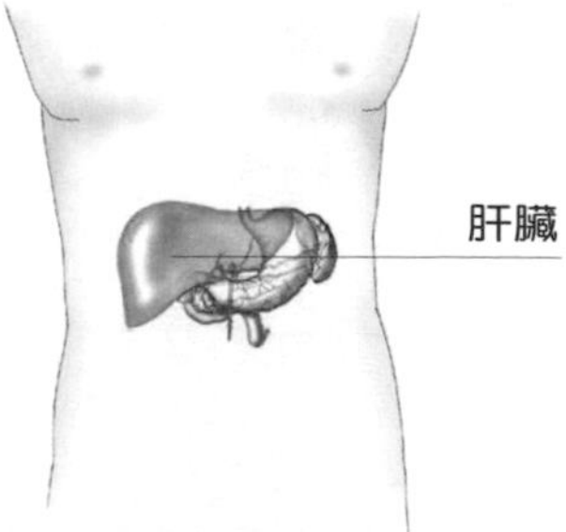

肝臟是人體最大的腺體，能製作和分解脂肪、蛋白質和碳水化合物，並把糖轉化成糖原，儲存在體內。

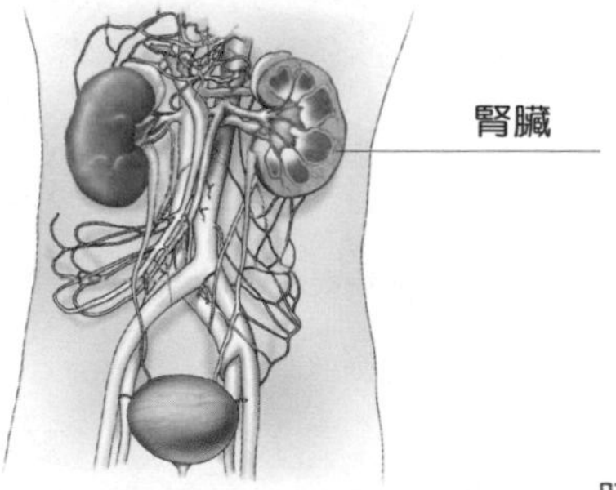

腎臟過濾來自血液的物質，並將不能利用的廢物從尿液排出。

體需要的物質送到全身，再透過腎臟排出所有分解過後不能再利用的物質，水中的成分愈少，清潔功能就愈強，溶解和運輸的能力就愈有效，只有純淨的水，才能從細胞和細胞之間的空隙，釋放出新陳代謝後的殘餘物質。

從尿液的顏色可以看出體內的乾淨程度，尿液愈清澈，代表身體殘留的毒素就愈少；尿液的顏色愈深，就表示體內殘留的毒素和廢物依然很多。

酸鹼平衡

燃燒吃進去的食物時，人體會製造酸：

- **碳酸：**燃燒碳水化合物時，會產生二氧化碳，這是氣體，會從肺部排出。
- **乳酸：**當肌肉疼痛時就會出現，儲存在身體組織內。身體承受重擔或壓力時，如果體內氧氣不足，無法提供燃燒所需的燃料，就會開始製造乳酸。

● **胺基酸和酮酸**：分解蛋白質和脂肪時，就會產生胺基酸和酮酸，以尿酸的形式儲存在體內，可能會導致痛風，如果以脂肪積存的形式儲存，可能會導致血管狹窄，要透過腎臟、肝臟或膽囊分解排出。

所有酸素的共同色特就是都有氫離子。我們用氫離子測量酸性（pH值）。pH值要用氫離子的數目來推算，兩者成反比，pH值愈低，氫離子比例愈高。胃酸（鹽酸）是體內最酸的物質，pH值為一．二（跟汽車動力電池相近）。pH值為七的時候，酸鹼就達到平衡。血液的酸鹼值介於七．三八和七．四二之間，因此血液略帶鹼性。為了中和體內產生的酸性，我們需要有礦物質組成的鹼性物質。礦物值的pH值介於七和十四之間，由一組氫氧根以及鈉和鐵等礦物質組成。

為了讓血液的酸鹼值保持穩定，我們的身體需要足夠的鹼性物質才能中和細胞產生的酸性。過多的酸性從細胞中釋放出來後，會暫時儲存在結締組織內，之後再進入關節、肌腱和肌肉。如果飲食無法提供足夠的鹼性促進劑和礦物質，身體就會從骨骼和關節中提取，但這些組織和構造需要足夠的鹼性物質。因此可能會導致關節退化和骨質疏鬆。

如果身體健康，肺和腎臟等器官就會把酸鹼物質從體內排出。如果這些器官可以發揮作用，這個過程才會順利。

在過去五十到一百年間，人類的勞力工作減少，無法藉此消耗熱量。工業化國家的食物供應過剩。包含穀物的配菜有填飽肚子的作用，占食物比例的百分之三十。整體來說，專家一般建議的飲食要含有少量脂肪和大量碳水化合物（占百分之六十），過重人口特別需要注意這一點，但專家的建議反而促成了原本要預防的致命後果。過重人口的數目持續增加，這種情形在用碳水化合物取代脂肪來攝取熱量的地方尤其嚴重。在持續的肥胖之後，就會形成新陳代謝症候群。

胰臟是新陳代謝的控制中心

現在來看看我們體內負責供應和排泄的循環系統。胰臟位於軀幹，負責製造胰島素。胰臟有頭部、體部和尾部，長度約十五到二十公分，重約七十到八十克。

這個小小的器官有兩個非常重要的功能。在一天二十四小時內，胰臟會製造一到一點五公升的消化酵素，準備好讓腸子分解蛋白質、脂肪和碳水化合物。這些酵素會進入腸道，等待分解食物，好讓分解完成的食物可以透過腸壁吸收，這叫做外分泌功能。如果分解不夠完全，就會出現各種消化問題。

把荷爾蒙送進血液的內分泌功能則和荷爾蒙本身有關，在醫學術語上，胰臟是一個「島狀器官」，字面意思應該就很明顯了。製造胰島素的細胞就像小島一樣浮在胰臟腺組織上。德國病理學家蘭格漢斯

（Langerhans）早在一八六九年就把這些細胞命名為蘭氏細胞。從胰臟的結構上，我們可以看到很多控制細胞和末梢組織以及疏泄管道，所以把胰臟稱為控制中心並不為過。

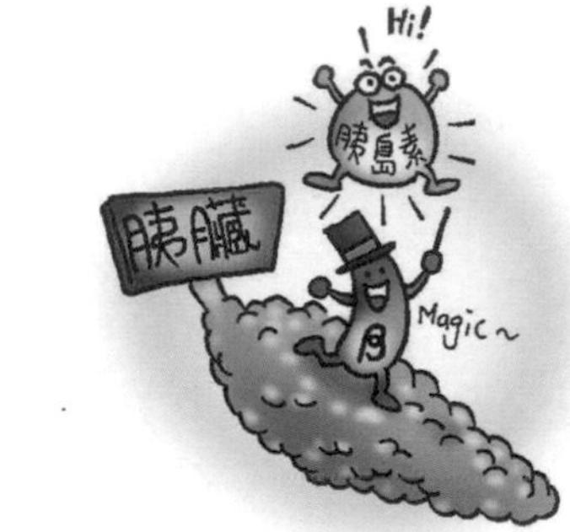

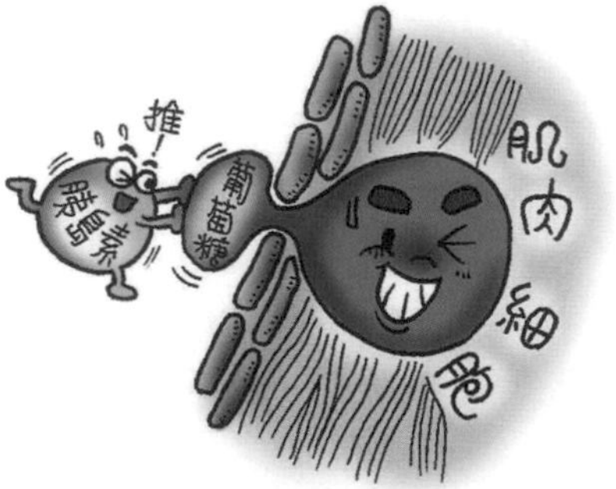

胰臟胰島β細胞所分泌的胰島素，是影響葡萄糖代謝的主要因子，其作用為促進葡萄糖進入脂肪及肌肉等細胞，作為能量的儲存與利用。

主要的荷爾蒙：胰島素

健康的人體會自動進行營養的吸收及廢物的新陳代謝，把關新陳代謝的主要荷爾蒙就是胰島素。碳水化合物、脂肪和蛋白質被腸子吸收後，胰島素會控制這些物質吸收到細胞裡的過程。大多數人知道沒有胰島素的話，血糖就會上升到威脅生命的等級。在健康的人體內，用餐後糖分進入血液，胰臟就會釋放胰島素，胰島素打開細胞的入口讓糖分和其他營養素進入。如果沒有胰島素，營養物質不得其門而入，細胞就會餓死。如果細胞吸收了足夠的養分，入口也關起來，胰島素就會把過多的營養轉成脂肪堆積，立即儲存到肝臟和肌肉內。如果血液中的糖分過多，身體有四個選擇：

- 把多餘的糖分轉成貯存糖分（醣原），最多可貯存三百至四百克。
- 在糖分超過臨界值（每一百毫升的血液內有一百八十毫克的糖）時，身體便透過腎臟，立刻排出多餘的糖分。
- 如果糖分過高，胰島素也過高，而且情況持續太久了，多餘的糖分就會被新陳代謝機制轉化成三酸甘油酯和血脂，會同時產生更多的膽固醇。
- 製造更多的胰島素，大約是平常的三、四倍，才能不計一切強迫糖分進入細胞。

胰島素除了打開細胞門戶讓糖分進入之外，也會把微量的毒素和汙染物帶進來，這些物質會產生嚴重的影響，造成細胞老化。所以現在胰島素才得到「老化荷爾蒙」的外號。胰島素太少，會導致糖尿病，缺乏胰島素，可能會造成死亡（高血糖昏迷），太多則對其他荷爾蒙有不良影響。從這個角度看來，體內平衡也非常重要。

胰島素過多導致快速老化

胰島素過多，會導致三酸甘油脂（三種和甘油結合的脂肪酸組成的脂肪）形成，並妨礙身體分解這種脂肪。罹患第二型糖尿病的初期，這些三酸甘油脂就會升高，比血糖升高的速度還快。此外，胰島素會減少纖維蛋白溶解，提高血塊形成的機會，也就是說阻斷血液的蛋白質（纖維蛋白）無法正常溶解。肝臟內的壞膽固醇LDL和腎上腺內的壓力荷爾蒙就會升高。

此外，對延年益壽效果最強的荷爾蒙DHEA（去氫表雄固酮）也會遭到抑制，就無法啟動免疫系統和降低膽固醇。DHEA也有助於減少脂肪和形成肌肉，是所有性荷爾蒙的根源，因為DHEA就是雌激素和睪丸素的基本元件。不只如此，太多胰島素也會減少HGH（生長荷爾蒙），有些人認為HGH可以讓人保持年輕苗條。再者，胰島素也會造成血壓升高和動脈鈣化，結果當然會讓人看起來更老。

胰島素過多造成失眠

胰島素過多，最後還會造成失眠，因為負責調節睡眠的荷爾蒙退黑激素也會受到影響。DHEA、HGH和退黑激素都是最重要的抗老荷爾蒙。這三種荷爾蒙如果因為飲食而失去自然平衡，老化現象就更加明顯。很多人都抱持錯誤的觀念，以為可以透過手術來糾正身體的問題，這種想法完全錯誤。有這種想法的女性占三分之一，男性占五分之一，利用手術除皺抽脂，似乎比導正不良的生活習慣更加簡單。但我們要再次強調，現代的廣告必須負起一部分責任，因為這是非常錯誤且危險的作法。

胰島素阻抗

胰島素持續大量分泌，剛開始時只在用餐後胰島素會升高，但過

胰島素正常範圍

胰島素的正常範圍是6-27 u/Uml

了一陣子，就算沒有吃東西，體內也會分泌胰島素。人體必須分泌胰島素，才能把葡萄糖從血液送到身體細胞內，並進一步從細胞傳到粒線體內，如果細胞內的葡萄糖太多，細胞膜內的胰島素受體和葡萄糖的傳輸蛋白質都會減少。然而，體內的血糖依然太高，身體會刺激胰臟內的β細胞製造更多的胰島素來對抗，結果體內的胰島素一直都很高，因為細胞內對胰島素的敏感度已經降低了。細胞對胰島素的反應不夠敏感時，在醫學術語上就叫做「胰島素阻抗」，也就是我們的身體用來維護血糖平穩的胰島素是正常狀態的好幾倍。

身體發展出慢性胰島素阻抗後，對其他的荷爾蒙就會造成可怕的結果。由於胰島素短暫上升就會產生飢餓感，上升一段時間後就會給人飽足感，但發生胰島素阻抗時，胰島素就無法給你飽足感，你就會覺得非常飢餓。

然而，胰島素打開細胞讓糖分進入的功能消失了，結果體內的胰島素一直在過多的狀態（高胰島素血症），也無法處理細胞中的糖分。

這很像連續假期時，高速公路上的塞車現象，胰島素在體內也從頭塞到腳！體重超過標準百分之十到二十的人，已經有胰島素長期分泌過多的現象。

胰島素在把葡萄糖從血管系統送到細胞的傳輸過程中，一定要傳輸蛋白質，從細胞膜接收葡萄糖後送到粒線體，也就是細胞的動力中心。發生胰島素阻抗時，要讓葡萄糖進入細胞，就需要三至四倍的胰島素。現在我們已經確認，阻抗的成因就是肥大的脂肪細胞。

如何確認胰島素阻抗？

胰島素阻抗可以用所謂的「體內平衡模型評估」指數計算，簡稱HOMA。也可以利用臨床症狀及實驗數值來確認。

HOMA計算方式

HOMA指數 =
（禁食後測得的）胰島素(μu/ml)x葡萄糖(mmol/L）÷ 22.5

胰島素阻抗確認方式

胰島素阻抗必須符合下列準則：

1. HOMA超過4.65
2. HOMA超過3.6，且BMI超過27.5

下列臨床症狀表示有可能出現胰島素阻抗：

1. BMI超過28.7
2. BMI超過27.0，近親（父母或兄弟姊妹）患有糖尿病

下面的實驗室數值表示有胰島素阻抗：

1. 三酸甘油脂超過2.44 mmol/l (215mg/dl)

胰島素阻抗簡易判斷法

你也可以利用下表來確認胰島素阻抗。這些數據都可在平常健康檢查的血液分析項目中得中。透過這些數據，測得的結果和HOMA指數相類似，但比較簡單，也不用花很多錢。

胰島素阻抗簡易判斷法

	數值	點數
身體質量指數BMI	>26	1
	>30	2
血壓（mm/Hg）	>110	2
禁食後血漿內的葡萄糖含量（mg/dl）	>110	1
禁食後的血糖值（糖尿病患者）	>100	2
三酸甘油脂（mg/dl）	>230	1
膽固醇總量	>230	1

評估：

0點=不太可能出現胰島素阻抗。

1-3點=有可能出現胰島素阻抗。

>3點=確認有胰島素阻抗，應就醫診治。

新陳代謝症候群準則

如果新陳代謝不正常，就會衍生出一堆疾病：肥胖、高血壓、高血脂和糖尿病，統稱為「新陳代謝症候群」。

確診新陳代謝症候群的準則

	男 性	女 性
腰圍	94公分*	80公分*
血脂值	≧ 150 mg/dl (169mmol/l)	同男性
高密度脂蛋白膽固醇	＜ 40mg/dl (1.04 mmol/l)	＜ 50 mg/dl (1.29 mmol/l)
血壓	≧ 130/85 mmHg	同男性
血糖值	≧ 110mg/dl (6.1 mmol/l)	同男性

- 在歐洲，以上準則如果至少符合三種，就可診斷為新陳代謝症候群。
- 在台灣，確診的標準如下：
  1. 腹部肥胖，台灣的標準是男性腰圍超過90公分，女性超過80公分；
  2. 血中三酸甘油酯超過150mg/dl；
  3. 血中高密度膽固醇(好的膽固醇)，男性低於40mg/dl，女性低於50mg/dl；
  4. 血壓：收縮壓超過130mmHg，舒張壓超過 85mmHg；
  5. 空腹血糖大於100mg/dl。

代謝症候群和導致的結果

代謝症候群	靜態症狀	心理問題	社交問題
‧第二型糖尿病 ‧血脂異常 ‧高血壓 ‧心臟病、血管病 ‧痛風 ‧致癌腫瘤 ‧卵巢囊腫	‧睡眠呼吸中止症 ‧過重導致的呼吸問題 ‧各種關節炎 ‧背痛 ‧因血塊形成而導致疾病 ‧慢性循環失調 ‧皮膚感染、潰瘍	‧憂鬱 ‧神經質 ‧自殺的可能性	‧孤立 ‧歧視 ‧衛生習慣不佳 ‧性慾降低

慢性疾病——壓倒駱駝的最後一根稻草

在影響人體生態系統的因素中，飲食占了第一位，外來和有害的物質則占第二位。可惜的是，今日的飲食再也無法反映希伯克拉底（Hippocrates）的精神：「藥食同源」。我們吃錯了營養，也讓身體健康受到創傷。

人體主要的成分是水。嬰兒的身體有百分之七十是水，成人則占百分之五十五到六十，老年人則為百分之五十到五十五。一般來說，體重七十公斤的人每天要攝取和排出二點五公升的水。外部的溫度、生理壓力和透過流汗呼吸損失的水分，都會影響平衡的需求。人體內約有三分之二的水分位於細胞之間的間隙、細胞和血液內。人體就像池塘一樣，有流入也有流出，要防護新陳代謝、體溫調節、血壓和血液pH值等功能的平衡，碰到各種外來的侵略時，也能保持身體穩定，這個過程叫做體內平衡。肝臟、腎臟、皮膚和腸子等天然的排泄系統遭到阻斷時，就會破壞系統平衡，同時毒素仍不斷進入人體。在這種情況下，人體負荷就會超載，慢性疾病開始發展，也會出現明顯的症狀。

第二型糖尿病患愈來愈多

在過重的陰影下，可能會導致幾種嚴重的疾病。其中最恐怖的就是人人都懼怕的第二型糖尿病。第二次世界大戰後，因缺乏胰島素（可能是胰臟有問題或遺傳因素）而引起的第一型糖尿病比較常見。現在第二型糖尿病更為普遍，多半由於過重造成胰島素阻抗而引起。

之前只有超過五十歲的人才會得這種病，但近幾年來情況改變了，連小孩子都可能得到這種原本是「老人糖尿病」的疾病。過去十年來，得到「老人糖尿病」的學童增加了三倍，當前最重要的任務就是要改變孩童的飲食習慣，不讓他們未來變成過重的成人。

人體內約有六十億個脂肪細胞，如果超過四歲的孩童吃得太營養，身體就會在正常的成長過程中把這些細胞的數目加倍變成一百二十億個。醫生把這個情況稱為脂肪細胞增殖。如果小孩的脂肪細胞變成原來的兩倍，長大成肥胖的成人後要減重就更加困難，因為他的脂肪細胞比其他童年時代體重正常的成人更多。而節食的時候，脂肪細胞會變小，但整體數目不變。

糖尿病正陷入逐漸失控的惡性循環中：德國的糖尿病患者超過七百萬人，占全國人口的百分之九，其中百分之九十五（五百七十萬人）為第二型糖尿病患者，而且數目還在繼續增加！

動脈硬化、腎/膽結石和痛風

體內的每一個細胞都有雙層防水膜（雙層脂膜）。防水膜上有好幾個入口（受體）。透過這些入口，細胞可以吸收不同的營養成分。如果細胞需要吸收更多營養，入口才會打開。如果細胞已經吸收足夠的營養，入口就會關閉，擋住不需要的營養分子。此時，糖分、脂肪和蛋白質就像不受歡迎的客人在體內亂竄，成為血液中的遊牧民族。它們聚集在「營地」上，造成血流的阻礙，最後完全阻斷血流。結果就造成動脈硬化、血凝塊、腎結石、膽結石和痛風。

腸漏症候群

很多新的疾病型態慢慢浮現，其中一個就是「腸漏症候群」。這種病算是一種過敏消化疾病，是由於安定劑、乳化劑、防腐劑或人工色素等無法完全消化的食物成分最後進入腸子。我們腸子裡的細胞無法辨認這些物質是什麼營養素，就立刻發展出抗體，結果造成腸黏膜發炎，一開始還感覺不到，因為腸子的調節作用非常強大。由於這種防禦反應，腸細胞之間就會形成「小洞」，更大、更複雜的營養物就能進入血液。

一般來說只有分解好的胺基酸才能進入血液，但發生腸漏症候群時，蛋白質微粒就會溜進腸細胞內，由於人體認為這些微粒是外來物質，就會產生很多抗體來抵抗它們，使得罹病的患者發生更嚴重的過敏現象。因此除了治療腸道，也要治療過敏症狀，而這些「小洞」過一段時間才能關起來。

出現「腸漏症候群」時，腸壁細胞之間會出現用顯微鏡才能看到的隙縫。因為這些隙縫，營養素無法透過腸子「篩選」，反而無法選擇，一股腦透過隙縫進入血液系統，同樣地，健康身體會抗拒的物質就會進入血液。腸子有兩項實際上彼此牴觸的功能，一方面必須要能讓最小的食物分子滲透，但另一方面，必須防禦外來物質進入。失去了屏障的功能後，滲透性提高，就稱為「腸漏症候群」。

結果，攝取的抗原就會增加，免疫系統必須對抗這些抗原，形成惡性循環。如此一來，人體的過敏症狀愈來愈多，更進一步損壞腸黏膜。

醫學上把這種情況叫做免疫損壞。其他和過敏相關的疾病也會發生，長久下來對健康當然有不利的影響。過敏就是免疫系統對進入身體外物反感的過度反應，不過進入的外物不一定對身體有害。

每天都有愈來愈多的求診者湧入我們的診所，各有不同的症狀。心理上的緊張迫使他們改變生活型態。有時候會有不舒服的感覺，雖然沒有特定症狀，卻不斷發生，或者隱約有生病的感覺，例如慢性疲勞。慢性疲勞症候群（CFS）指表現明顯變差，身體上的勞累一直無法復原。醫生認為缺乏免疫和營養不足導致缺乏重要元素，例如營養不良、腸躁症、腸胃氣脹以及輪流便秘與腹瀉。舉例來說，對酵母產生免疫不相容會導致偏頭痛，新陳代謝免疫反應會造成風濕病。

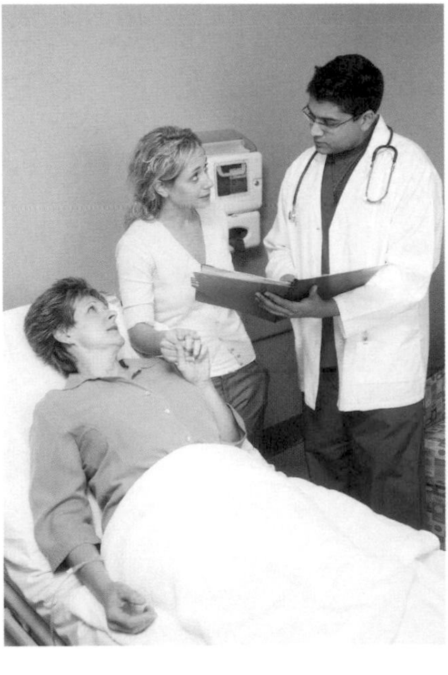

疾病的起因很多，一定要找出正確的原因。

各種疑難雜症紛紛出現

其他疑難雜症還包括罕見的遺傳過敏疾病（比方說異位性皮膚炎），如對牛奶的強烈過敏反應、敏感性結膜炎、過敏慢性感冒、氣喘、蕁麻疹和腸炎，只是其中幾項。剛看到時可能會覺得症狀和免疫系統或消化道沒有關係，但它們和飲食的關聯已經得到證實。

腹腔疾病表示消化系統出了問題，也是最近才出現的一種症狀。在多種玉米中都能找到的結合蛋白質麩質作用就像一種抗原，我們的身體也發展出對抗的抗體，但這種蛋白質其實在穀物中都可以找到，是一種健康的蛋白質。結果造成嚴重的營養不良症狀，大人小孩都會形成慢性腹瀉。

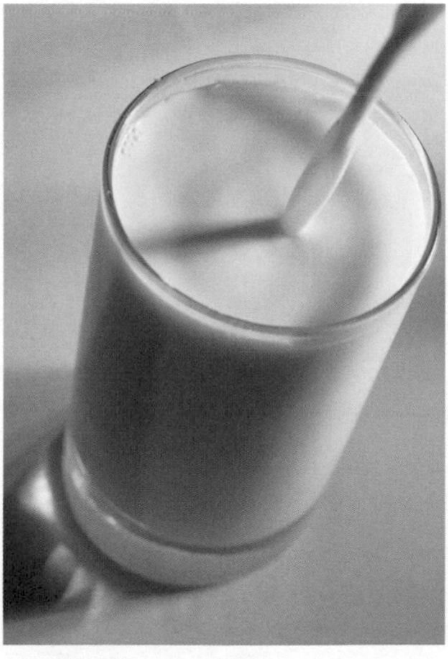

對牛奶的強烈的過敏反應，也是新陳代謝異常之後衍生的疑難雜症之一。

慢性病

吃錯了、吃太多，讓我們付出代價

長期吃錯食物導致的新陳代謝症候群正如所述，會導致很多不同的慢性疾病，肥胖本身會造成脊柱整個系統發生靜態改變，導致姿勢不良或關節疾病等傷害。

吃得太多太甜，又缺乏運動，就是糖尿病、心血管疾病、背痛關節痛的患者人數大量增加的主因。因為吃進太多糖分，蛀牙也成為普遍的疾病，飲酒過量所造成的長期健康問題更不在話下。

在整體的醫療費用中，因營養不良造成的大概就占了三分之一。德國人有一半以上的人有體重問題。在台灣，過重和肥胖的人口數也以驚人的速率成長。因此，有一半的求診者死於心臟和循環疾病。在醫療系統中，這些疾病所需要的成本最高。每五名病人中就有一個高血壓患者。醫療費用中的大宗很明顯地都是因為生活習慣而引起的。

在德國，糖尿病患者的數目已經打破紀錄，高達六百萬人。在台灣，數字也同樣驚人（從總人口和患病人口的比例來看）：台灣的糖尿病患者已經高達一百二十萬人。如果增加速度不變，這個數字在十年後就會加倍。在台灣，百分之二十點六的男性和百分之十一點二的女性有肥胖問題，腰臀比超過百分之一百二十。據估計，台灣政府已經將醫療費用的百分之十一點五用於治療糖尿病。

在德國，每年花在治療糖尿病的費用高達四千萬歐元。健康保險公司每年的整體開銷，約有三分之一用在營養不良、過重或缺乏運動而導致的疾病上。

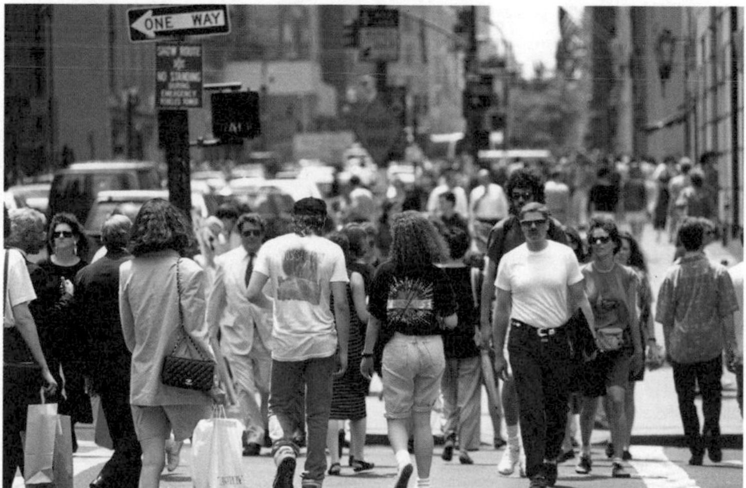

未知的數字可能高得驚人，很多人不知道自己的血糖過高。

健康開支增加

不健康的飲食除了對健康有害，也表示我們要花冤枉錢。過重導致私人和公共健康保險機構都要付出開銷，肥胖和缺乏運動導致的背痛讓很多人請假不去上班，也造成嚴重的經濟負擔。跟在美國一樣，台灣也面臨同樣的問題，下面的議題也開始引起討論了：

- 過重的人必須付比較高的保費；
- 過重的人必須買比較貴的機票，因為耗用更多的燃料；
- 必須加大捷運座位、擔架和醫院的病床；
- 過重的職員無法得到足夠的工作保險，因為他們危害公司的利益。

我們再也不能對這些錯誤飲食造成的肥胖及健康問題視而不見。我們必須知道我們的身體需要什麼，以及該如何正確地吃，讓身體回復到自然平衡的狀態。

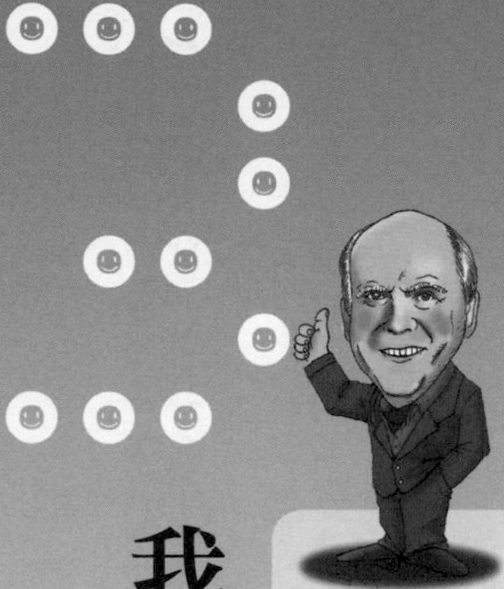

我們的身體需要什麼？

在對目前的「飲食」狀況
做了二十多年的科學研究後，
我得到一個很重要的結論：
「吃多少很重要，吃什麼也很重要」。
我們選錯食物類型，
大量食用脂肪、甜食和太多種蛋白質，
而且吃得太多，卻對生理健康毫無意義。

我們究竟給孩子吃了什麼？

營養學家說我們的新飲食習慣累積了幾十年，已經成為長久的習慣。常聽到大人對小孩說，「如果你乖就給你糖果」、「快吃，不要再拖拖拉拉了」或「除非你把飯吃完，不然就不能吃甜點」。這些話一定有點魔力，才能保持數十年不衰，甚至在親子教育中占有一席之地。但，這些話真的是金科玉律嗎？

蓬頭彼得和不喝湯的奧古斯都

德國有本家喻戶曉的兒童故事繪本，書名叫做《蓬頭彼得》（*Struwwelpeter*），這本書最早在一百六十年前出版，書中部分內容提到飲食的重要，被拿來當是教育小孩的工具。書中主人翁之一，是

「過動兒菲利浦」。菲利浦在晚餐桌上反抗父親的權威，不肯吃東西，還搖動椅子搖到讓自己掉下來，最後還讓整桌的晚餐都掉落在地板上。父母只好定下規矩，不聽話就處罰。到了今日，「過動兒菲利浦」在心理學上是一個專業詞彙，指那些過動且無緣無故就很緊張，和侵略性很強的德國小孩。

同一本書另外一個主角則是「拒絕喝湯的奧古斯都」。奧古斯都本來擁有壯碩的身材，直到有一天，他突然開始拒絕喝湯。然後他變得愈來愈瘦，連續三天之後，他就死了。從奧古斯都身上，我們看到符合現代大多數父母期望的乖小孩典型：每天吃飽、喝足，並順從父母，就能擁有健康及良好的體魄。

這兩個故事，本來是要來告誡小孩，要乖乖吃飯，不然就會受到處罰，以及如果不吃東西，就會餓死。但從我看來，這兩個故事中要傳達的基本教育原則搖搖欲墜，似乎站不住腳。

為什麼菲利浦會動個不停？為什麼奧古斯都突然不喝湯了？從另一

個觀點來看，菲利浦很有可能是因為吃了太多錯誤的東西，導致過動的情形，而奧古斯都可能只是遵照自己身體的需求，想要吃一些除了湯以外不同的食物。

現代人忘了真正的飢餓，吃錯太多食物

現代的小孩子受到廣告手段的刺激，流行的糖果、零食和巧克力棒一直用吸引人的口號引誘他們。今日的典型兒童都胖嘟嘟的，卻不是嬰兒肥，按德國聯邦青少年兒童精神病學協會的標準，他們已經算是肥胖了。德國的兒童中大約有四分之一過重，從長期的研究結果看來，他們到了成年時期仍無法脫離肥胖。五到六歲的兒童中，有百分之十三點四的人口超重，到了六歲，肥胖人口占了百分之七。介於九歲和十歲的兒童中有百分之十七點六過重，百分之六點三肥胖。十六歲的青少年中有百分之十六點八過重，已經有百分之七點九算是肥胖了。在美國，我們

也能很清楚地看出走勢：由於飲食選擇錯誤和缺乏體能活動，青少年患有第二型糖尿病（之前算是老年人口的疾病）的人數成長了九倍，兒童中有一半的人口數是冠狀動脈疾病的高危險群。

過去二十年來，童年時期的肥胖症已經擴大到不可收拾的局面。現在這個問題已經引起各國政府的注意。針對學齡前兒童和學齡兒童的飲食運動、反肥胖方案、預防方案正如火如荼展開。也有人設計了特殊臨床環境中的減重計畫，好盡速遏止這個延續已久的問題。從早期就必須開始預防，才能及時對抗造成童年肥胖的因素。在這裡家庭因素扮演著決定性的角色，也就是父母或監護人所立下的典範。所有的父母都應該接受教育，才能幫孩子的身體恢復健康狀態。父母親自己的飲食習慣、對速食和垃圾食物的態度、運動習慣（或根本不運動）都會為小孩的發育帶來正面和負面的影響。用負責任的態度對待飲食、全家一起用餐，以及了解哪些食物才有維持生命所需的物質，都是從家庭教育中學到的。每天全家人坐在晚餐桌上，就是孩童了解飲食知識的最佳時機。只有靠這個方法我們才能重新熟悉自己的身體，明白真正的飢餓感是什麼感覺。

吃錯了東西不但無法滿足口腹之慾，還會像電影《麥胖報告》中說的造成疾病。這部電影的主人翁原本是個健康的年輕人，他拿自己做實驗吃了三個月的漢堡，然後把結果拍成電影。

此外，對於存在於小孩之間愈來愈普及的「過動」現象，曾有研究仔細檢查這一類小孩每日的飲食。研究顯示，當我們以自然和健康的食物，取代甜食、速食和人造調味料，再結合遊戲和戶外活動，會讓「過動的小野獸」變成「正常的小孩」。如果過動兒菲利浦的父母明白這一點，就能給菲利浦適當的幫助。

所以身為家長的我們，應該問自己：「我們給孩子吃了什麼？」、「我們給孩子吃的食物，是他的身體想要的嗎？」從小吸收好的營養、有正確的飲食習慣，就能喚醒身體對食物的感覺，自動攝取正確的、身體真正需求的食物，進而擁有代謝平衡的身體狀態，維持苗條的身材。

三大基本營養素

根據臨床醫學字典的定義：「營養是最理想的食品攝取，為了滿足身體的物質和機能需要。」因此人類需要三種基本食品要素：蛋白質、脂肪和碳水化合物。

蛋白質提供身體的構造材料，包括肌肉、骨骼、皮膚、牙齒、頭髮和器官，都由蛋白質組成。為了製造這些材料，我們的身體需要脂肪和碳水化合物來提供必要的能量，碳水化合物只能提供短期的能量，但可以馬上利用。脂肪以能量倉儲的形式提供，可以在碳水化合物消耗完畢後，滿足長期的能量需要。舉例來說，如果冬天要齋戒，無法食用碳水化合物，脂肪儲積就可以派上用場，脂肪會負責提供長期的能量。

蛋白質

蛋白質是身體的基本元素。蛋白質的英文"protein"，衍生自古希臘文的"proteos"，也就是「最重要」的意思。沒錯，生長和學習及反應過程主要透過細胞內的蛋白質結構變化而發生。蛋白質是身體細胞製造和生長時最重要的材料，在肌肉系統、荷爾蒙系統和膽酸形成中都扮演很重要的角色。打個比方，剪頭髮或手指甲時，身體就需要提供頭髮和指甲重建所需的物質。

蛋白質的生物價

蛋白質的生物價由必需胺基酸的比例決定。蛋黃含有所有八種必需胺基酸，而且每種的量都相等，完全可以被人體使用，不會留下殘餘物（百分之百）。蛋黃的生物價也設為一百。牛奶的必需胺基酸（羥丁氨酸，生物價只有百分之九十一）組合不一樣。由於胺基酸羥丁氨酸的限制，牛奶的生物價只有九十一。黃豆和白麵包的生物價則受到胺基酸蛋氨酸和離胺基酸的限制，分別為七十六和四十四。在合成人體蛋白質時，和蛋黃相比，留在牛奶、黃豆和白麵包中的胺基酸比例很高，這也是造成非必需胺基酸形成的因素，但由於這些酸素無法為人體所用，在大多數情況下會導致代謝系統失調，造成胃酸過多的情形。

蛋白質由二十多種胺基酸合成。胺基酸就是蛋白質中最小的元素。其中有八種胺基酸屬於必需胺基酸，無法由身體自行合成，必須從外部來源提供。胺基酸透過腸壁進入血流，然後進入肝臟，最後在肝臟裡轉換成身體自己的蛋白質。

飲食中攝取的蛋白質多半來自動物或植物產品，植物性蛋白質包含黃豆、扁豆、椎茸、嫩芽和小芽。

脂肪

脂肪的工作很多。前面說過脂肪要提供能量，此外對細胞膜的構造非常重要，所有的細胞膜都由脂肪組成。另一方面，脂肪也負責形成很重要的荷爾蒙，例如雌激素。最重要的是，太飽滿的脂肪細胞會製造介白素等發炎荷爾蒙以及腫瘤壞死因子α。這些發炎中介物質會導致身體發炎，還會令發炎症狀持續。肥胖人士體內充滿了肥胖細胞，製造的發炎中介物質比正常人更多。而就像必需胺基酸一樣，人類必須從外部來源取得必需脂肪酸。

必需脂肪酸大部分是多元不飽和脂肪酸，例如Omega-3脂肪酸和Omega-6脂肪酸。Omega-3脂肪酸來自alpha亞麻油酸，在生物體內轉成高度活躍的EPA和DPA。Omega-6脂肪酸從亞麻油酸製成，對人體的重要性比較低。Omega-3脂肪酸和Omega-6脂肪酸之間的比例應該為一比三。就整體而言，我們可以攝取飽和、不飽和和多元不飽和脂肪酸。飽和脂肪酸在室溫下會變成固態，很容易抹開。其他的脂肪酸則是液態的油脂。

然而，我們的飲食中需要脂肪，才能吸收脂溶性維生素。吃不含脂肪的食品，會導致人體缺乏維生素A、E、D、K等脂溶性維生素。

亞麻油酸等必需脂肪酸對於製造細胞膜非常重要，是大腦髓鞘和神經細胞的重要元素。

α亞麻油酸 →Omega-3 : 亞麻油酸 →Omega-6 =1:3

碳水化合物

碳水化合物是人體最重要的能量來源，也是所謂的超級燃料，因為和脂肪及蛋白質相比，碳水化合物製造能量時只需要一半的氧氣。很可惜的是，今日的速食包含了太多人體不需要的碳水化合物。單醣類的碳水化合物一進入血液就會立刻消失。這種碳水化合物也會造成強烈的飢餓感。我們每個星期平均會吃掉七百克單醣類碳水化合物，每年總計吃下三十八公斤。在上一個世紀，每年每人消耗的碳水化合物量增加了六十倍。可口可樂、番茄醬、果汁和干貝熊軟糖下肚後，這些「甜脂肪」就會變成碳水化合物。

碳水化合物的分類

單醣類 （一個單元） 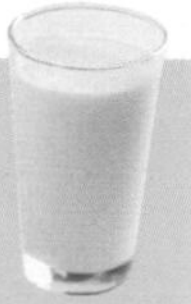	‧葡萄糖（蜂蜜） ‧果糖（水果） ‧半乳糖（牛奶）
雙醣類 （兩個單元） 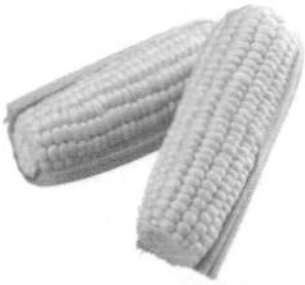	‧蔗糖（一般的糖） ‧乳糖（蜂蜜） ‧麥芽糖（玉米、啤酒）
多醣類 （長鏈） 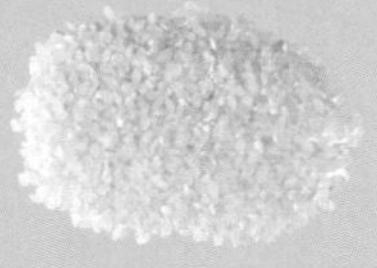	‧澱粉酵素 （小麥和馬鈴薯中的澱粉） ‧支鏈澱粉 （米飯和豆類中的澱粉）

選擇正確的飲料

除了前述的營養，也別忘了「水」的重要性。所有的飲料一定都有水分，但不同的飲料溶解了不同的物質，例如啤酒裡含有酒精，可樂裡則有糖分。

水中溶解的物質愈少，清潔功能愈強。如果水裡加了太多物質，甚至可能讓飲料的滲透壓比人體更高，就無法提供水分。在這種情況下，這些飲料實際上會從人體帶走水分，無法達到效果。

而有時候我們甚至會錯把口渴的信號當成飢餓感，因此每天補充至少兩公升的水是必要的。

錯誤的減重法

過重主要有三個原因：吃錯東西、運動不足、心理受到誤導且調適不良，而在前面幾章說過，無法減重的人吃的東西並非身體需要的，或者攝取量錯了。

大多數人都已經試過無數的減肥法，然後也失敗了，他們一再嘗試，讓自己餓肚子，也有痛苦的經驗，情況愈來愈糟。為了快速減少大量體重，他們不斷嘗試市面上很多保證可以在短期內減輕體重的方法。然而，這些飲食法除了快速減少脂肪細胞，也會減少身體的蛋白質。很可惜這些方法都不管用，而且還會種下風險因素，導致身體再度發胖，可能變得更重。

溜溜球效應

有項明尼蘇達州的研究，將三十二名年輕健康的美國士兵被送到新陳代謝實驗室，待了一年的時間，在剛開始的二十四個星期內，他們只能攝取所需熱量的百分之五十。結果，明尼蘇達研究的參與者減少了百分之七十的脂肪和百分之十七的蛋白質。

在接下來的十二個星期內，他們得到百分之百所需的熱量，他們的脂肪快速增加（從百分之三十增加到百分之八十），但蛋白質增加的速度卻很慢（從百分之八十三增加到百分之八十八）。

到了研究的第三個階段，參與者可以隨時吃任何想吃的東西，吃多少都沒關係。結果，所有三十二名士兵吃進去的熱量超過所需的百分之五十，一直到蛋白質恢

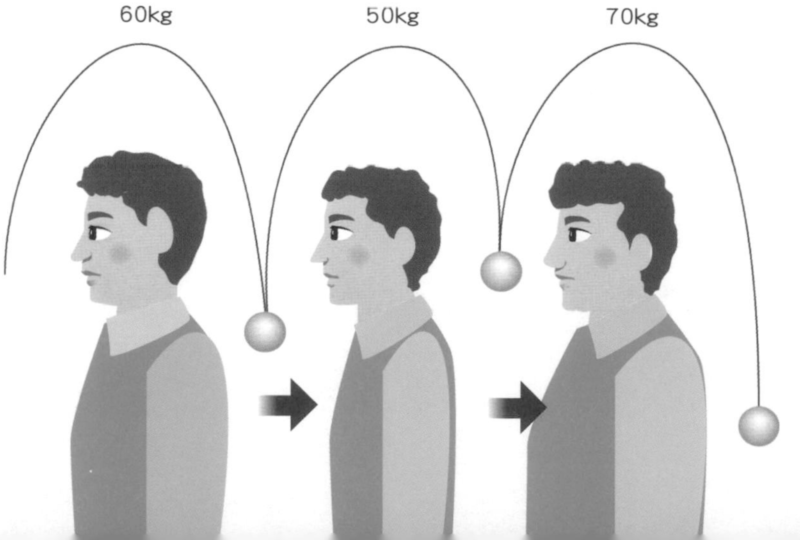

復到原來的程度。此時，他們體內的脂肪量幾乎已經加倍！

我們的身體具備所謂的蛋白質記憶。溜溜球效應的原因如下：參與者無法選擇食物時，當身體的蛋白質恢復正常，也就是在開始實驗前的等級，他們會覺得飢餓感更強烈，食慾也增加了。在市面上的飲食法中，不管是低碳水化合物還是低熱量，身體都會消耗更多的蛋白質。為什麼呢？因為身體內的某些器官，例如大腦、製造荷爾蒙的器官和紅血球都要用到葡萄糖。它們無法燃燒脂肪。我們的肌肉可以在體內的碳水化合物不足時燃燒脂肪。然而，大腦卻只能燃燒碳水化合物。

要說明其中的重要性，就必須指出這些器官可以把葡萄糖吸收到細胞裡，不需要依賴胰島素就能透過細胞膜吸收。

現在，如果我們要實施超低熱量飲食，也就是嚴格控制攝取的熱量和碳水化合物，那麼我們的大腦就得不到足夠的葡萄糖。為了避免這個情況，我們的身體可以用體內的蛋白質製造葡萄糖，這就是所謂的糖質新生。因此，使用快速減重法的時候，我們會大量減少體內的蛋白質，因為這些飲食法都規定不能吃碳水化合物。結果我們就會一直覺得很餓，等到體內的蛋白質量恢復正常才能解除。

執行代謝平衡健康飲食法時，我們身體裡的三種元素都很充足（也就是碳水化合物、脂肪和蛋白質），結果我們的身體就不需要把體內的蛋白質轉成葡萄糖以便燃燒。溜溜球效應就不會出現了！

符合基因設計的食物

過去五十萬年來，調節新陳代謝的「生物軟體」一直沒有改變。這個生物軟體的程式碼寫在我們的基因裡，在基因代碼發現前我們早就知道了。靠狩獵採集維生的遠古人，只要「走路很快」就能生存。因為季節和狩獵者運氣的不同，人們有時有很多東西可以吃，有時卻沒辦法吃飽。人類進行每日活動時，一天至少要走二、三十公里的距離，所以要吃很多食物來補充精力。當時的祖先主要吃魚類和肉類，也會吃水果、根莖類、蔬菜和蘑菇。因此他們的飲食主要包含脂肪和蛋白質，只有五分之一是碳水化合物。

距今僅一萬年的時候，人類放棄游牧生活開始定居，並開始耕種土地，因此要付出更多勞力。這時他們的食物選擇也經過變化，吃更多地裡種出來的小麥（碳水化合物）。從這個時候開始，馬鈴薯、玉蜀黍和米飯的產量增加了。如果從演化的角度來看，我們看到人類歷史有百分之九十九點五屬於早期的狩獵和採集生活，只有百分之零點五屬於農耕生活。今日的飲食階段在人類歷史上只占百分之零點零零五。

看不見的糖分

從事狩獵和採集的人類祖先，幾乎只吃升糖指數不高的碳水化合物，通常是蔬菜和水果。這種長鏈葡萄糖元素的好處是可以維持長久的飽足感。血糖升高後，身體需要用更長的時間進行新陳代謝。現代飲食中有很多看不見的糖分，帶給我們更多危機。在過去一百年內，全世界工業國家的糖產量和消耗量提高了一百倍。因此我們應該要了解糖分到底是

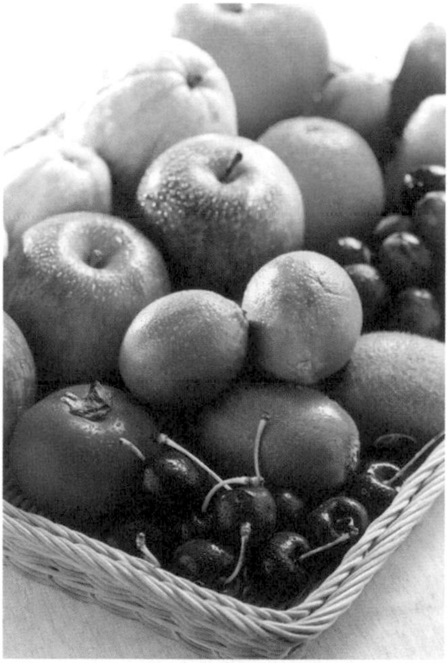

水果自然就有糖分，不需要再加糖。

什麼。在糖的元素內，可以分成多醣、雙醣和單醣，此外還有人工甜味劑。這幾種糖分都會刺激胰島素分泌，刺激食慾。

大家都知道，無酒精飲料百分之二十五是純粹的糖。然而，很多人都不知道番茄醬含有百分之三十的糖、速食早餐穀片含有的糖分占百分之二十到三十、水果糖漿的糖含量也有百分之二十，含糖最多的則是小孩子喝的即溶茶，百分之九十六是糖。舉例來說，一百克的干貝熊軟糖含有膠質、蔗糖糖漿和玉米澱粉，碳水化合物就有七十七克。

所謂很健康的蔗糖也還是糖。速食中常見的加工澱粉是一種黏合劑，也算是糖分，通常在包裝上用E1400/1430之類的數字表示。

升糖指數

碳水化合物來自植物。植物吸收空氣中的二氧化碳和土壤中的水，製造出葡萄糖和氧氣。這種葡萄糖是單醣，在植物中連成數千個分子的長鏈。這就是澱粉、纖維質和纖維素以及長鏈碳水化合物形成的方式。我們的身體必須透過消化系統來分解這些長鏈碳水化合物。這是因為單醣很小，能夠滲透腸壁進入血液。

短鏈碳水化合物很容易消化，也能快速進入血液，例如葡萄糖原本就是單醣，幾乎不需要消化。相反地，長鏈碳水化合物就需要比較長的消化時間，直到單醣從長鏈上脫離，能夠進入血液。血液中出現葡萄糖的速度愈快，胰臟需要製造的胰島素就愈多，才能讓葡萄糖快速進入血液進行處理。長鏈碳水化合物就不會讓胰臟製造出很多胰島素。

食用五十克碳水化合物後再過兩個小時，血液中留下的葡萄糖量就是升糖指數（ＧＩ）的數值。低於血糖曲線的區域就是界定這個值的標準（見下頁圖）。右旋糖會立刻出現在血液中，畫下最大塊的區域，因為這種單醣由純粹的葡萄糖組成，不需要任何消化作用。葡萄糖的參考值設為一百；其他碳水化合物相對於葡萄糖的比例就是升糖指數。我們的新陳代謝設定為要處理蛋白質和脂肪，以及低血糖負荷的碳水化合

升糖指數計算方法

升糖指數(GI) = 吃下測試餐點兩小時後血糖曲線下的區域
÷ 吃下葡萄糖兩小時後血糖曲線下的區域 X 100

進食後胰島素變化情形

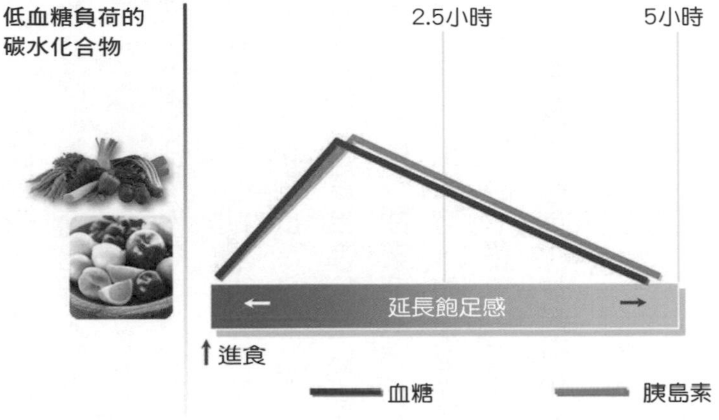

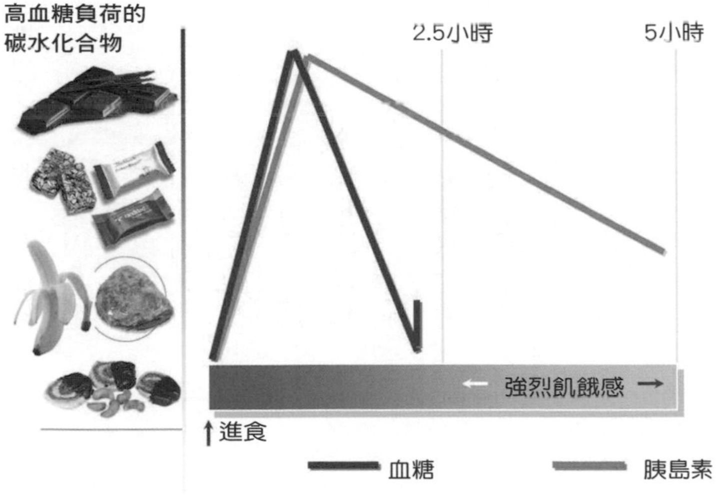

物。因此，胰島素分泌量就會降低，感覺飽足的時間就會延長。高血糖負荷的碳水化合物會讓血糖急速上升，胰島素分泌量升高，之後就會產生強烈的飢餓感。

根據所謂的「升糖指數飲食」，是建議食用指數低於五十五的碳水化合物。因此，舉例來說，胡蘿蔔（煮熟後的GI為八十五）、甜瓜（GI介於六十~七十）和南瓜（GI為七十五）被歸類為高GI，所以就不可以吃，雖然這三樣蔬果都算是健康食品。然而，升糖指數僅和食物的碳水化合物成分有關。胡蘿蔔只有百分之五是碳水化合物，其餘的部分是水和無法分解的纖維質，如果要從胡蘿蔔攝取五十克碳水化合物，必須吃下一・二五公斤的胡蘿蔔。因此，升糖指數可用於科學和實驗室分析，但規畫健康飲食時卻不算是有用的根據。

新的LOGI金字塔

我們的基因設計仍舊跟狩獵採集時代的飲食情況一樣。人類演化史上的一百年其實很短，眨一下眼睛就過去了。我們的新陳代謝原本期待百分之八十的動物性脂肪和蛋白質，剩下的才是比例少很多的碳水化合物。祖先攝取脂肪和蛋白質的來源主要是魚類、肉類和獵物的骨髓，碳水化合物則來自根莖類植物和水果。但自從工業革命以來，我們攝取的營養和運動之間，卻出現很大的變化。我們的身體，也無法符合現代飲食的快速改變。

哈佛大學的路德維格（Dr. Ludwig）教授於二〇〇二年發展出一個新的LOGI飲食金字塔（見下圖）。我們可以看到對應到基因的飲食種類，經過了好幾千年的演化，仍和我們的生理傳統保持一

路德維格教授的LOGI飲食金字塔

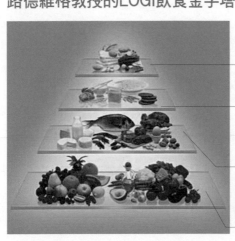

致。最底下那一層最寬，包含水果和無澱粉蔬菜，加上健康的油類。上面一層則是瘦肉、魚、乳製品和黃豆製品、雞蛋、堅果和豆類。更上一層則是全麥產品、麵條和米飯，接下來則是加工小麥產品、馬鈴薯和糖，則是金字塔中比例最小的部分。

從數字來看，碳水化合物占百分之四十五，蛋白質占百分之二十，脂肪占百分之三十五。

德國營養學界的想法在這個金字塔出現後完全改變了。正如之前討論的，現今小麥碳水化合物與日俱增，例如麵包、麵條、馬鈴薯和早餐穀片，擾亂了我們的新陳代謝，造成肥胖人口不斷增加。碳水化合物造成的發胖會讓胰島素和膽固醇暴增到令人暈眩的程度。經驗告訴我們，素食者常有這方面的問題。我們看到很多素食者的案例，缺乏胺基酸和貧血，同時膽固醇過高，但是吃素的人吃進去的膽固醇應該不多。新的金字塔強調多吃蔬菜水果，也建議改用蔬菜油和來自動物的營養。精製小麥產品、馬鈴薯、白麵粉製造的食物和甜食則特別要避免，全麥食品比較好。

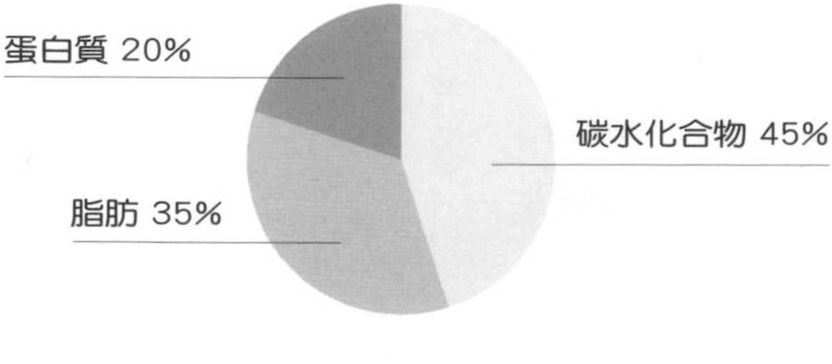

低升糖指數

LOGI金字塔合乎基因需要的飲食，但是並非得名自「邏輯」。這四個英文字母代表「低升糖指數」，界定升糖數值不高的食物，也就是含糖量很低的東西，可以防止胰島素升高。

比較世界各地的人口和確認原住民的飲食習慣後，我們發現選擇食物的準則自古以來一直都沒變，而且是保持健康和生存的必須條件。到現在這個情況一直都沒有改變。我們發現，伊努特族的愛斯基摩人最常吃含有大量脂肪和蛋白質的海豹肉，但膽固醇不高，也少有肥胖的人，骨質疏鬆的案例也不多（有些案例是因為很少喝牛奶的關係）。當伊努特人移民到美國，適應當地的飲食習慣後，就開始變胖，接下來也得了第二型糖尿病。其他的少數民族也有愈來愈多糖尿病患者。少數民族患有糖尿病的比例也特別高，因為他們過了一段時間後仍然無法適應西方飲食。非裔美國人有百分之十二到十四為糖尿病患者，澳洲的原住民則有百分之二十，在美國，採取「現代飲食」的比馬（Pima）印第安人則有高達百分之三十的人口為糖尿病患者。

以升糖負荷（GL）取代升糖指數（GI）

更準確的方式則是參考GL值。單就升糖指數GI值來看，紅蘿蔔生吃時屬低GI值，一旦煮熟後就會變為高GI。然而根據升糖負荷GI值來看，無論是生吃或是煮熟，紅蘿蔔的GL值是為一樣的。

我們可以依靠食物中的碳水化合物含量看計算它的GL值。GL值會因為食物中碳水化合物含量的不同而有所區隔，舉例來說胡蘿蔔因碳水化合物的含量僅占整體的百分之四～五，故GL值僅為四。假使要達到胡

升糖負荷指數（GL）的計算方式

升糖負荷 (GL) = 食物GI值 x 碳水化合物含量(g) ÷ 100

例如：煮熟胡蘿蔔的血糖負荷(GI)＝85(GI)x5%＝4.25

食物GI與GL值參考

升糖指數(GI)		升糖負荷(GL)	
低GI	＜55	低 GL	＜10
中 GI	56-69	中 GL	11-19
高GI	＞55	高GL	＞20

蘿蔔原本的GI值（八十五），我們必須要吃掉二至二．五公斤的胡蘿蔔。同理，即便GI質低的食物，一但吃過一定的量也會引起血糖上升許多，因此，就目前看來GL值是較GI更值得參考的。

而除了食物碳水化合物的含量，還有營養能為人體吸收的量，才能更準確更實際的評估血糖的變動。

而葡萄糖的血糖負荷等於升糖指數，兩者都是一百，因為葡萄糖百分之百都是碳水化合物。

吃下高糖分食物後的飢餓感

最好的食物應該要含有足夠的蛋白質和脂肪，低血糖負荷的碳水化合物特別重要，因為我們數千年來都已經習慣了這樣的組合，這些成分會讓胰島素以最緩慢的速度上升。因此，接下來的飽足感可以持續四到六小時。相反地，高血糖負荷的食物會導致眾所週知的強烈飢餓感，攝取低血糖負荷的食物會導致身體製造胰島素，按照吃下去的食物份量分泌。而餅乾、含糖飲料、巧克力、零食和含有大量葡萄糖的水果都是高血糖負荷的單醣類，會導致胰島素急劇上升，血糖如果降下來（低血糖），胰島素還是會反彈，之後自然會感覺到非常飢餓。所以，強烈的飢餓感並不是因為吃不夠，而是因為胰島素分泌過多。

高升糖指數(GI)食物（GI＞55）

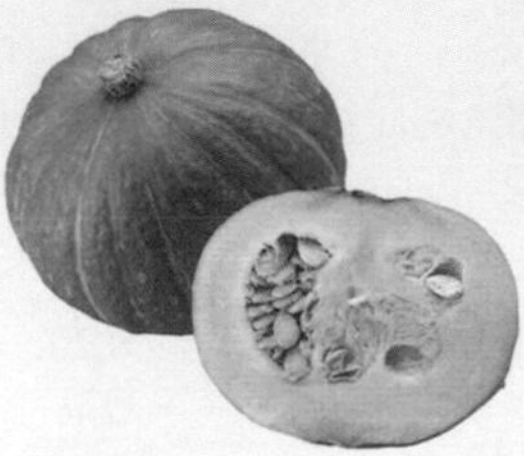

水果/蔬菜	GI	GL
胡蘿蔔（熟）	85	4
蠶豆（熟）	80	4
南瓜	75	4
西瓜	75	4
鳳梨	65	6
葡萄乾	65	45
乾果	65	40
蕪菁	65	10
香蕉	60	16
蜜瓜	60	4

高升糖指數(GI)食物（GI＞55）

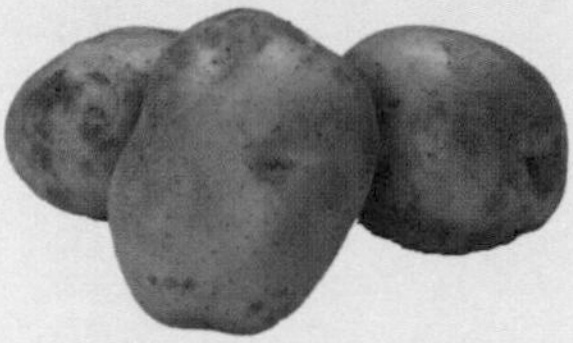

馬鈴薯	GI	GL
烤馬鈴薯	95	20
炸馬鈴薯	95	20
薯條	95	30
馬鈴薯泥	90	12
洋芋片	90	35
水煮馬鈴薯	80	12

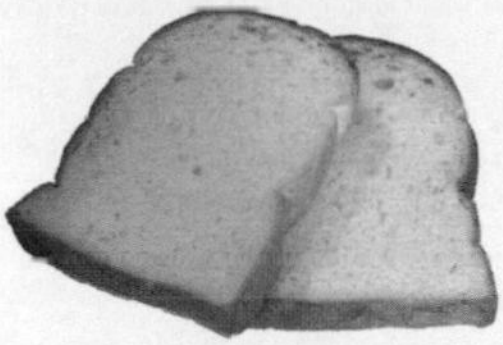

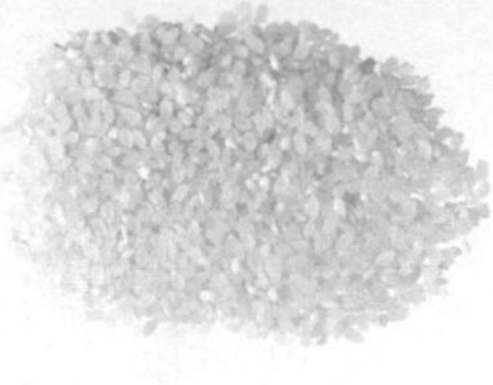

穀類產品	GI	GL
玉米片	85	70
白麵包	85	45
用米磨成的粉	85	35
米果	85	70
速食飯（註）	85	60
玉蜀黍	75	10
白米	70	25
小麥粉	70	28
法國棍子麵包	70	25
全麥麵包	65	30
麵條	60	22

註：即食泡飯，以開水沖泡後即可食用，類似泡麵。

高升糖指數(GI)食物（GI＞55）

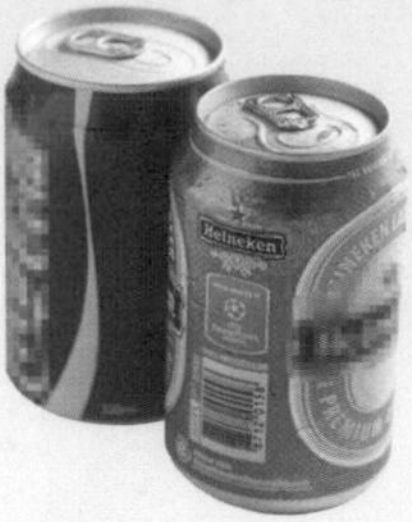

飲料	GI	GL
啤酒	110	21
汽水	100	23
無糖果汁	80	15
甜食	**GI**	**GL**
葡萄糖	100	100
蜂蜜	80	40
精緻糖	75	70
巧克力	70	65
餅乾	70	60
果醬	60	30

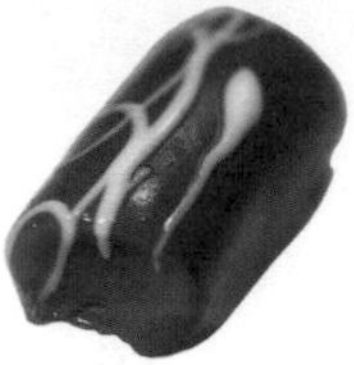

低升糖指數(GI)食物（GI＜55）

水果/蔬菜	GI	GL
木瓜	50	6
芒果	40	7
四季豆	50	2
紅/綠豆	40	5
無花果	35	25
蘋果	35	5
其他豆類/豌豆類	30	4

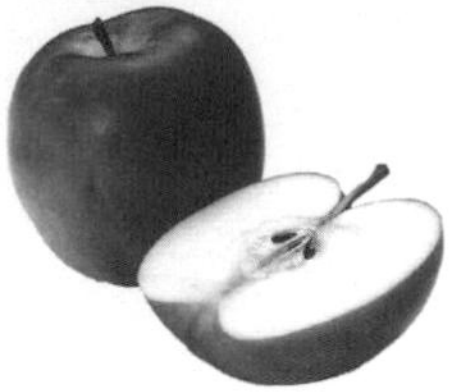

低升糖指數(GI)食物（GI＜55）

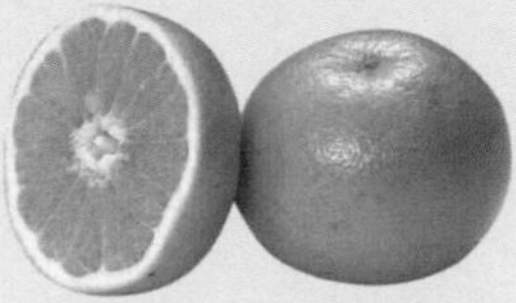

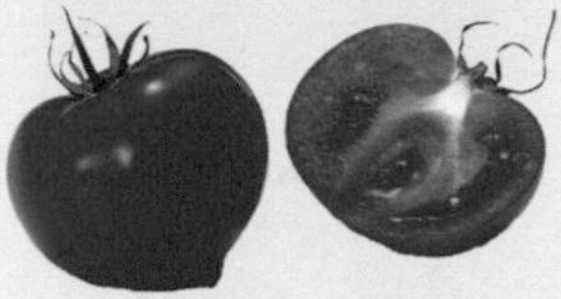

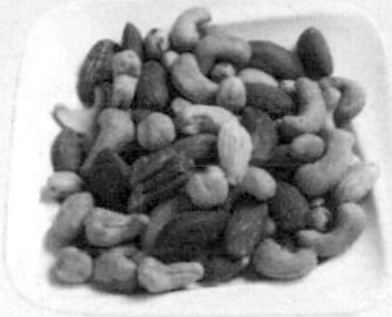

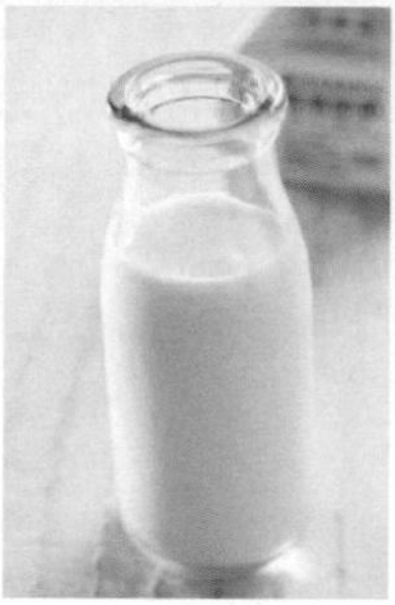

水果/蔬菜	GI	GL
其他新鮮水果	10-30	5
葡萄柚	25	3
新鮮蔬菜	15	4
黃豆	15	1
杏	15	4
番茄/茄子/小胡瓜	＞15	4
大蒜/洋蔥	＞15	4
果仁	**GI**	**GL**
花生	15	2
其他果仁	15-30	3
奶製品	**GI**	**GL**
冰淇淋	40	9
其他奶製品	35	7
低脂奶	30	2
天然優格 (無糖, 3.5%脂肪)	15	2

低升糖指數(GI)食物（GI＜55）

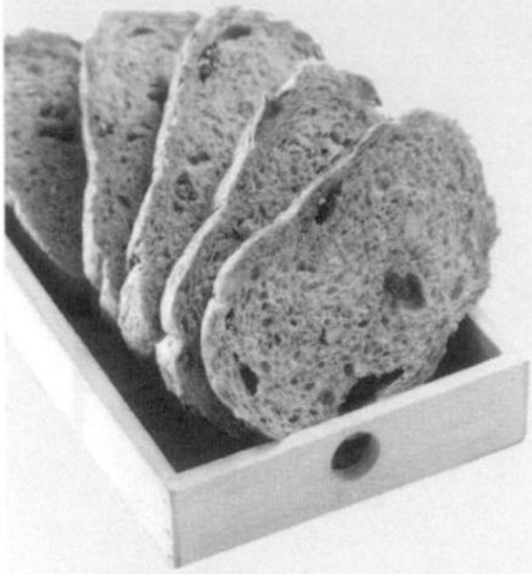

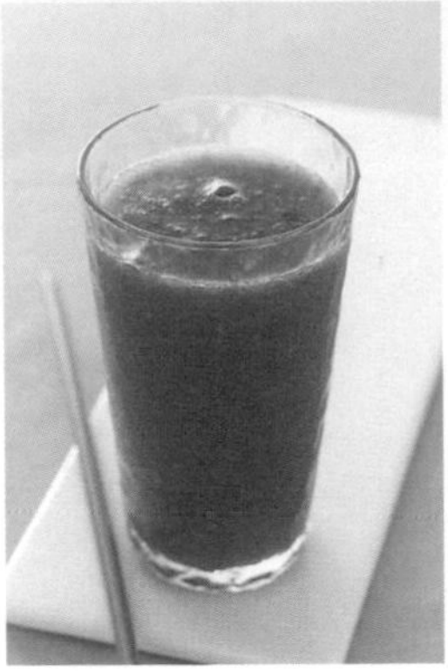

穀類產品	GI	GL
天然水稻	50	15
全麥麵包	50	21
黑麵包	40	15
燕麥片	40	15
全麥穀片	40	25
全麥麵條	40	20
裸麥	35	26
藜麥	35	23
黃豆	15	9

飲料	GI	GL
新鮮果汁	40	15
新鮮蔬菜汁	15	4

甜食	GI	GL
水果冰	25	7
果醬(使用果糖)	30	10
黑巧克力	20	8
果糖	20	20
龍舌蘭蜜	10	10

跟我這樣吃，就能健康又瘦身

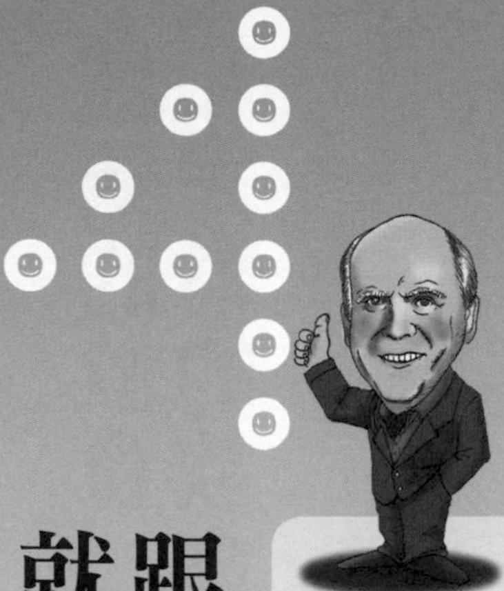

很多飲食法，會造成肥胖並損害健康，
更會會導致醫療和經濟問題，
而代謝平衡健康飲食法
就像是隧道盡頭出現的亮光。
它是唯一治療新陳代謝的概念，
讓你健康又享瘦。

健康的飲食和完善的飲食治療法

在美國，自一九七五年以來，六歲到十歲之間的兒童肥胖比例增加了三倍，其他國家也出現了類似的趨勢。現在，我們不再同情肥胖人士，也不把他們當成社會的邊緣群眾。我們不應該認為肥胖是理所當然的事；建議大家預防肥胖，不再同情肥胖的人，才是今日的主流。

想要達成目標，你不需要餓肚子或斷食，也不要給自己懲罰或獎賞。我們可以從個人的生理數據，得知自己需要什麼樣的食物，讓我們自然想吃該吃的東西，並能保持苗條的體態——因為個人的身體構造天生就是這麼設計的。

古老的飲食傳統，例如德國中部和亞洲某些區域的烹調法，都證明了不久以前，人類的飲食習慣會受到天生本能的影響。美國的研究人員發現，遺傳會影響身體依賴均衡飲食的能力。就算從來沒有學過，人類也懂得結合必需胺基酸和豆類及米飯。

科學家發現身體會控制食物攝取，也知道該吃什麼東西，至少知道要攝取含有必需胺基酸的蛋白質食物。人類具備內在的控制系統，就像生存策略，如果八種必需胺基酸的含量變少，就會發出警告。

根據這個控制系統，季節和氣候環境影響到宗教和社會習俗與傳統的發展。在每天的飲食中，這些傳統會影響我們的心理。一直到了上個世紀中，人類都是按季節食用當地盛產的食物，知道什麼時候該吃什麼，或不該吃什麼。現代生活的富貴病在當時並不常見。

而我所設計的代謝平衡健康飲食法，就是希望讓人達到荷爾蒙平衡（也就是代謝平衡），會讓實行計畫的人重新對自己的健康負責。

很多飲食法，會造成肥胖並損害健康，更會會導致醫療和經濟問題，相較之下，代謝平衡健康飲食法就像是隧道盡頭出現的亮光。和所有目前的知名飲食法相反，代謝平衡系統是唯一治療新陳代謝的概念，詳細檢測你的血液數值後，設計出一套適合個人的飲食計畫。在專業人士的協助下，確切分析營養素的化學和物理特質，或判斷患者的新陳代謝類型，才能讓代謝平衡健康飲食法成功。

一定是內分泌的問題？

我的朋友克勞斯五十三歲，在一家跨國公司擔任產品經理，我們打電話聊天時，他告訴我他覺得年紀愈大，體格愈差。「再也不是小夥子啦！」他說，去年一年就胖了十多公斤，醫生要他小心高血壓、肝指數和糖尿病，但他知道一切都是壓力使然。現在他必須長期服藥，劑量也比以前更高了。克勞斯必須服用多達四種高血壓藥物，他的血糖高居不下，不管再怎麼睡，他都覺得很疲累，有時候骨頭也會疼痛，到了晚上，家人常看到他坐在沙發上，看起來累壞了，對什麼都意興闌珊。

只是增胖嗎？還是生病了？

幾天後我們兩個見了一次面，我發現他看起來很蒼白疲倦，臉頰浮腫，也真的太胖了。他在咖啡裡加了四湯匙糖，又說他想再度嘗試無熱量節食法。之前他試過，覺得效果不錯。事實上，上次節食的時候他感覺好多了，但體重並沒有減輕多少。他說：「真希望自己不要吃那麼好，你知道，我有很多應酬，不然我現在飲食還算健康。」我聽得出他語氣中的罪惡感。

「我現在只吃乳酪和一點點肉。早餐來一大碗混合堅果穀片，辦公室的零嘴也改成無花果乾，不敢繼續吃干貝熊軟糖了。此外，」他又補充：「也可能是內分泌的問題，對不對？我最近在報紙上看到相關的報導！年輕時我有慢跑的習慣，現在我卻沒有時間繼續做運動了。」因為講到飲食的話題，我向他解釋我的代謝平衡健康飲食法，趁機嘲弄他喝咖啡要放四顆糖的習慣。他突然開竅了。準備說再見時，他給我他先前做健康檢查的結果和病歷，說：「我想你可以幫我。」

從血液看出攝取的營養

為了安排克勞斯個人的代謝平衡健康飲食，我開始解讀他的驗血報告。無熱量節食法、食物組合、齋戒治療等常見的方式對他來說比較熟悉，他自己也試過高蛋白減肥法，所以我們的新嘗試勾起了他的好奇心。他不相信代謝平衡健康飲食法可以完全克服飢餓感，但代謝平衡健康飲食法中，用驗血結果來安排飲食的做法聽起來似乎挺合乎邏輯。他可以想見自己能減少藥物量或根本不用服藥，因此躍躍欲試，而附加利益則是能提升幹勁和活力。如果體型能夠恢復以往的風采，那就更棒了。我很興奮能夠讓他回到原來的體型，他當然注意到了。總之，克勞斯立刻開始採用代謝平衡健康飲食法。

現在他減輕了十八公斤，根本不用吃藥，血糖值也恢復正常。他繼續遵循代謝平衡健康飲食法的規則，兩餐之間至少間隔五個小時，每天喝下三公升水。

不只減重，而是透過營養平衡代謝

代謝平衡健康飲食法，是我在一九八三年專為提升新陳代謝系統功能，改善新陳代謝失衡現象所創立的「個人化新陳代謝飲食調理處方」。原先目的是為了改善自己與親友的健康狀況，我曾透過傳統醫療方法治療新陳代謝問題，然而在屢次效果受限的臨床經驗下，始轉而研發運用自然醫學的飲食療法加以治療。由於效果卓越顯著，經病人主動要求而開始對外推行。繼二〇〇一年正式推廣後，至今在歐洲已有超過二十個國家、三十五萬人次以上的臨床見證。

代謝平衡健康飲食法正如其名，是一種新陳代謝的改善方案，讓人體可以自行製造出需要的荷爾蒙，以保持身體機能正常。為了達成這個目標，我們的身體比較偏好攝取能減少胰島素分泌的食物，進而平衡新陳代謝活動。同時，吃進去的食物應該要種類繁多，份量也要足夠。在代謝平衡的前提下，吃東西不是罪惡，也不是缺乏自我控制的象徵，有些人因為這些想法，一吃東西就覺得有罪惡感。吃東西可以讓我們感到快樂，同時也能滿足對美食的熱愛。進食在溝通和社交活動中也扮演很重要的角色。

開始使用代謝平衡健康飲食法的人，已經朝著正確的目標跨出第一步，準備讓身體體驗不同的感官享受。俗語說得好：「好的開始，就是成功的一半。」

根據的兩個原則

代謝平衡健康飲食法主要根據兩個原則：

一、每個人都能自行製造出所有必要的荷爾蒙和酵素

只要翻開和生物化學相關的書籍，裡面都會詳細描述人體如何製造腎上腺素、胰島素和性荷爾蒙等接合通道。我們只要透過飲食提供需要的基本材料給身體即可。這就是代謝平衡健康飲食法的精髓：根據個人資訊和實驗室的結果，找出人體缺乏哪些特定的物質，讓人體製造出缺乏的物質，再度恢復提供人體機能所需的酵素和荷爾蒙。

二、人體知道自己想要什麼食物

我相信人體如果一度缺乏某些物質，就會產生欲望，希望能到這些物質，例如鐵、鎂或銅等礦物質。然後就有胃口想吃含有這些物質的食物。現今的問題則是很多預先製造好的食物並沒有人體需要的物質。草莓優格就是一個例子。草莓含有鐵、鎂和鈣，但市面上的草莓優格不只含有真正的草莓，還有很多其他的原料，比方說加入了草莓香味和調味料。結果身體就被矇騙了。人體渴求的食物含有我們需要的物質，但從草莓的例子看來，水果已經被化學物質取代了，腦部的運作沒有問題，大腦要求我們提供包裝上有水果照片的食物，味道和香氣似乎也沒有問題，但是吃下去的東西卻無法提供所需的物質，因為食物裡並不包含人體想要的東西，因此大腦不能光靠內部的信號幫身體補充營養素。決定要吃什麼的時候，內部的信號打不過外來的信號，電視上的廣告或超市裡很顯眼的產品比較容易成為大家的選擇。

再打個比方，如果你經過常去的麵包店或熟食點，可能會被香噴噴的味道吸引，買下不怎麼想吃的東西。然而個人的代謝平衡健康飲食法會建議你攝取可以有效滿足人體機能的飲食。執行這套方法之後，你就會學到身體迫切需要哪些食物，才能製造出所有必要的酵素和荷爾蒙，讓身體的新陳代謝重新恢復平衡。

代謝平衡健康飲食法的原理

按照指示食用代謝平衡飲食法，可以減緩血液中的胰島素上升的速率，就不會有強烈的飢餓感。在餐點間的休息時間，也能燃燒更多脂肪。使用這種全方位的新陳代謝方案後，你也可以期待享受更健康的生活、更多的活力和更好的生活品質！

新陳代謝的改變也會影響到感官，我們的嗅覺和味覺再度恢復靈敏。開始代謝平衡健康飲食法幾個星期後，就更容易聽到身體的聲音，告訴我們需要哪些營養素。我們就會開始吃身體需要的東西，而不是電視上促銷的人工調味食品，或超級市場內行銷策略推廣的產品。代謝平衡健康飲食法幫助我們慢慢脫離外在的刺激，轉向內心的渴望，才能選擇對身體真正有益的食物。

隨著季節累積存糧

雖然季節會變化，但大自然卻有自己控制糖供應量的方式。秋天是收穫的季節，也是自然標記為牛奶與蜜的時節。這個時候大家就會儲存足夠的糧食來度過嚴寒的冬天。從古代我們就從很多動物身上看到牠們怎麼用「地窖」儲存糧食；但人類已經學會了把一年四季都變成產季，隨時都可以提供糧食，一直擁有豐富的庫存。

很多冬眠的動物在冬天開始時就要貯存足夠的熱量，雖然人類不用做同樣的準備，但我們也跟動物一樣，體內的脂肪儲積愈來愈大。我們不把食物存在地窖裡，反而像刺蝟一樣存在腹部的脂肪細胞裡。

人類跟刺蝟一樣什麼都吃。春天來了，刺蝟主要吃蝸牛、蟲子、青蛙、老鼠，有時候也會吃蛇，正好牠的希臘文名字「吃蛇的動物」相符合。到了秋天，刺蝟還會吃成熟的水果、莓果、葡萄和含有大量葡萄糖的食物。這當然就會造成體內胰島素大量增加，就跟上面說過的一樣。等到身體內的肌肉細胞完全充飽了，刺蝟就會再裹上一層脂肪，最後全身渾圓滿是脂肪。身體變圓後，刺蝟也變得懶洋洋。牠的體溫會慢慢降低，調整成冬眠洞穴裡的溫度。接下來牠的新陳代謝和呼吸也會變慢，心跳只有平常的十分之一。在冬眠時，刺蝟全身運行的能量改變了。由於無法攝取碳水化合物，胰島素會下降，在睡眠時自然就會消耗脂肪。

利用睡眠時間恢復

人類創造出一年四季都能收穫的世界，之前的生活方式所留下來的傳統就這麼消失了，無法在春天齋戒來消除冬天留下來的鬆軟肌肉。靠著體溫急速減緩新陳代謝，冬眠除了睡覺，還可以自動奇蹟式地減重，目前看來都只是不可能的夢想。如果人類也像刺蝟一樣能感受到寒冷天氣的刺激，當戶外溫度超過攝氏六度時就自動醒來，那我們就不會累積一層有一層的「冬季脂肪」。

身體需要休息來恢復平衡

正確的飲食帶給我們健康和標準的身材。代謝平衡健康飲食法能訓練胰臟，讓胰臟更加健康，因為這個方式一開始會讓胰臟進入類似冬眠的狀態，藉機休養生息。在每天數次、每次五小時的暫停

正確的飲食可治療代謝症狀

正確的飲食可用下面的方法治療代謝症狀：

- 讓胰島素分泌變正常
- 讓荷爾蒙代謝變正常
- 用健康方式調節新陳代謝

時間內（也就是不能吃東西的時候），就能降低胰島素阻抗，因為這種主要的新陳代謝荷爾蒙受到抑制。如此一來，正常的胰島素分泌和對其他酵素系統的後續效應就能再度恢復平衡。馬達的運作原理是延展和收縮，同樣地，訓練和休息階段達到和諧後，不平衡的狀況也能恢復平衡。過與不及都會造成傷害。

胰臟本來就一直要進行消化的工作，攝取過量過甜的食物會徹底擾亂胰臟的調節功能。接下來導致器官負荷過重，就可能要長期服藥。因此，代謝平衡健康飲食的目標就要是防止新陳代謝出軌，讓協調胰臟的荷爾蒙恢復正常，並提供適當的飲食以便照顧體內器官。

胰島素正常化後的直接和間接效果

- 降低腎上腺素
- 降低可體松
- 降低膽固醇
- 降低三酸甘油脂
- 加速減少脂肪
- 增加DHEA
- 增加退黑激素
- 增加HGH

休息階段能夠強化有機體

從遠古時代，哺乳類動物和人類的有機體就一直在兩種狀態間轉換：工作狀態（交感神經）和放鬆狀態（副交感神經）。工作狀態也就是我們自古以來就習慣於快速反應和活動的狀態，不作戰，就逃跑。內部器官的血液量增加，肌肉的優先順序超越消化。休息階段從夜晚一降臨就自動開始，很像在自律神經系統內開啟開關。我們的有機體在白天會使用很多荷爾蒙和酵素，才能發揮各種不同的功能。晚上則進入休息狀態進行再生，重新將貯存系統裝滿。這種現象在白天其實也能看到，比方說一兩個小時就可能出現一次循環。

因此，在每次循環後我們最好都能休息二十分鐘，才能應付每天的變化和節奏。如果十二個小時都不停承受壓力和忙個不停，就可能消化不良。我們需要稍做休息才能消除壓力。

避免燃燒殆盡

我們的控制中心胰臟有可能出現燃燒殆盡的現象，為了預防新陳代謝短路，新陳代謝健康飲食法提供最合理、最划算的方法。首先要合理使用能量，才能降低身體耗費的能量，此外，也要增加身體的力量。從刺蝟和人體生態學到的功課讓我們了解為什麼需要休息階段，所有的活動結束後都應該休息一下。在休息時，我們的潛意識會繼續活動，通常能找到無法靠意識判斷的解決方法，有時候靈機一動就這麼發生了。

這讓我想起一個很有趣的小故事，一家鋸木廠的主人要兩群人把樹幹切成木板。第一群人的效率比第二群高出百分之五十；鋸木廠的主人發現第一群人每天會休息三次，每次二十分鐘。休息的時候，有人留下來磨鋸子。這個故事的道理很簡單：多休息，成就會更高！

保持社交關係

培養人際關係也能增進心理健康和生活平衡。每天因例行工作而精疲力竭的人應該要安排自己真的很喜歡的休閒活動。比方說參加跳舞課程、上陶藝課增強技術或學習打鼓，就能讓身心更加安樂，恢復精力，千萬不要因為害羞就不想去上課。

每個人需求的營養都不盡相同

很多知名的飲食法長期下來都證明有問題，有些事實上還可能造成未來體重暴增。

高蛋白減肥法的創始人亞金斯（Atkins）提出的飲食建議徹底改革了人類的飲食習慣。這套方法的籠統準則就是：「在飲食中遵循這種健康的方向，你就會瘦下來。」天然食物烹調飲食法、長壽飲食法、蒙蒂尼亞克（Montignac）飲食法、南灘（South Beach）飲食法、阿育吠陀（Ayurveda）飲食法、血型飲食法或五元素飲食法，都是已經標準化的飲食建議，也簡化為「只要一種方法就適合所有人，所以用哪一種似乎都沒有關係」的概念。

這些想法在世界各地掀起旋風，大大改變飲食習慣的趨勢。例如，在英國有三百萬人採用低碳水化合物飲食，在美國則有三千萬人遵循同樣的準則。然而，食物和烹調法在世界各地都是文化的產物，代表社會秩序、倫理關係和國家認同。

過去三十年來的飲食已經脫離了自我控制的道德觀。「適時適量」的概念似乎不在被反覆提醒，最新的格言是「愈吃愈瘦」。有人認為自制力很重要，可是在對抗肚皮長大時，根本不需要用到意志力。現在我們明白了，每個人對食物的渴望和需要都不一樣，並無法訂出符合所有人的標準。就像指紋一樣，每個人都不一樣，要視個人體質而定。

為了明白最適合你的體重和維持理想體重，你需要一套符合個人特質的計畫，連結個人的需求和特定的營養，以符合自身有機體的生物化學結構。這套方案就是個人的飲食計畫，幫助你達成理想的體重，而且一直維持適當的體重。

代謝平衡健康飲食法對健康的幫助

心血管疾病

這套飲食法適用於心血管疾病患者，因這類患者主要問題來自體內過高的血脂肪。實行代謝平衡飲食能減緩心血管症狀，並透過新陳代謝調節改善患者的身體狀況，代謝平衡飲食法對於心血管疾病的相關指數有相當正面的改善。

風濕病

這套飲食法尤其能改善患者的風濕狀況。指節和關節的發炎和T

NF荷爾蒙有極大關係，此荷爾蒙在細胞中成長而後在體內釋放。當前對抗風濕病的最新治療方式為TNF阻斷劑，依靠阻斷肥胖細胞的TNF釋放來達到效果，而代謝平衡飲食法做的也正是如此。肥胖細胞若萎縮，就無法產生大量的TNF，也因此可抑制這種造成身體發炎的荷爾蒙。萎縮的肥胖細胞幾乎已不再分泌TNF，因此患者至少可以減少用藥，且能讓使用者身心狀況感覺良好。

第二型糖尿病

第二型糖尿病患者胰島素是一般常人的二至三倍高，血液中的胰島素會使脂肪囤積並阻礙脂肪分解。透過代謝平衡飲食法中建議食用的低GI之碳水化合物，和餐與餐間五小時的間隔，能降低胰島素，並導致脂肪分解。

但若你是須注射藥物的第二型糖尿病患，在進行代謝平衡健康飲食法的前兩週，控制胰島素水平是相當重要的，需透過醫生指示降低胰島素用量，否則將造成低血糖情況。傳統上會建議糖尿病患者一天分五至六次進食，藉以保持胰島素水平，但這將造成人體無法平衡正常的新陳代謝，對患者的情況並無改善。

第一型糖尿病

第一型糖尿病患者實行代謝平衡飲食法後，身體狀況會明顯感覺較過往為好，然第一型糖尿病是因為患者無法製造胰島素，而必須靠注射的方式，實行這套飲食法之後，雖然患者不能因此就不用再施打胰島素，但或許能減少胰島素施打的劑量並改善患者的不適。

高膽固醇

有高膽固醇狀況的人，在實行這套飲食法之後，會因為胰島素的減少與平緩而得到改善。胰島素水平的降低也會間接減少腎上腺素、可體松、膽固醇和三酸甘油酯。

癌症

癌症病人可以在專業醫師的監督下進行這套飲食法。它能有效減緩發炎指數，並減少胰島素刺激「抗酵素荷爾蒙（antiencym hormones）」的情況。許多癌症細胞靠葡萄糖維生，而這套飲食能有效降低血中葡萄糖。許多患者有泛胃酸情形，而代謝平衡的飲食能減緩胃中過酸的環境。一般來說代謝平衡飲食法對癌症的治療是有幫助的，但它絕非癌症療法。

不耐症

不耐症一般是由於胃的功能異常無法吸收營養。

一、**乳糖不耐症：**胃無法將半乳糖切割成葡萄糖分子，也因此胃缺乏足夠的乳糖酵素，使得奶質（葡萄糖與半乳糖的結合）停留在胃中而導致不舒服和疼痛。在治療上，是給予乳糖酵素藥丸使胃重新啟動。不耐症患者是可以實行代謝平衡健康飲食法的。

二、**果糖不耐症：**「GLUT5運輸蛋白質」能輸送果糖通過胃壁，而果糖不耐症者則缺乏此種物質，治療方法為在飲食中食用較高含量的葡萄糖，而我這套代謝平衡飲食法正符合這類病患的需求。

三、**組織胺不耐症：**此為造成偏頭痛最普遍的原因之一。組織胺脢（Diaminoxdase）會減少血液中的組織胺。代謝平衡飲食的做法正在平衡組織胺因此適用於不耐症以及偏頭痛。在過往經驗中有相當高的比例成功減緩偏頭痛。

過敏

過敏是因為免疫系統異常，導致身體釋放出對抗蛋白質的抗體。

一、牛奶過敏：對奶類蛋白質過敏並受到組織胺對抗，實行代謝平衡健康飲法能有效控制此種情況。

二、蘋果過敏：假如你對蘋果過敏，仍可進行代謝平衡飲食法。建議在食用前將蘋果蒸過，這會減緩過敏情況以及病患對組織胺的過度反應。

三、麥質過敏：代謝平衡飲食，能也改善抗麥質過敏之情形。

哪些人不適合實行代謝平衡飲食法？

腎功能不足

這套代謝平衡健康飲食法，不適用於腎功能不足之病患（肌酸酐Creatinine較少），因這套方法建議引用足夠之飲水量，而此類病患的腎功能已無法代謝較多的水。

肝功能不足

肝在新陳代謝中主要是負責蛋白質的部分。在這套方法中，蛋白質是不可或缺的一環，而倘若肝功能不足，將無法有效發揮實行的成果。

因此這套方法不適用於肝功能嚴重至幾近無法運作之病患。

懷孕和哺乳女性

代謝平衡健康飲食法不適用於懷孕和哺乳中的女性（生產過後四～五個月）。這套飲食法會減少脂肪，且脂肪會連結有毒物質並代謝出人體。實行這套方法時，因能降低脂肪，因此毒素可能會連結至胎盤和母乳而影響到小孩。

案例：改善多年不癒的胃灼熱

太甜了、太多了，突然間，身體覺得受夠了，攝取太多導致身體酸化的飲食，嚴重缺乏鹼性物質，這種病也叫做代謝性酸中毒。有時候胃灼熱就是壓倒駱駝的那根稻草，以下的例子就在描述這樣的情況。

五十四歲的華特在公司擔任業務經理，他常在外面跑業務，有一次他被他太太硬拉來找我進行健康諮詢。他的妻子透過採用代謝平衡飲食法，在半年前就減到理想體重，而且醫生也告訴她，之前診斷出來的腸躁症已經完全康復了。她本來很容易長濕疹，現在卻擁有無瑕的皮膚，也比從前更有體力和力氣。

這些結果勾起了華特的好奇心。「他又胖了五公斤，而且多年來一直為胃灼熱所苦。」華特的太太說。華特對理論性的內容不怎麼有興趣。讓他覺得感興趣的地方，則是代謝平衡飲食法是否適合像他這樣一直在外面跑業務的人，而且他幾乎每天午餐和晚餐都要跟客戶應酬吃飯。講到慢性疾病症狀因為代謝平衡而出現了正面的改變時，他比較注意聽。最後他拿出記事本，問：「你覺得我的胃灼熱也會改善嗎？」

我記錄了他的病例，發現他很多典型的症狀都能靠代謝平衡來解決。過去十年來，華特的體重高居不下，一百七十公分高，體重九十二公斤，他的腰圍和臀圍一樣，都是一百零五公分。以前他會健身，但由於背痛和關節痛，已經放棄了這個習慣。他自己的診斷是，由於進食速度很快，本來只偶爾出現的胃灼熱，在過去兩年內已經變成長期問題了。此外他還常胃酸倒流或出現消化問題。尤其在最近，他常常覺得脹氣；但更令他困擾的則是沒有精力，到了傍晚就覺得精疲力竭，常常坐在電視機前就睡著了。他補充說，有時候他的偏頭痛發作，會持續好幾天。「你知道，有時候一早起來就開始頭痛。要吃強效止痛藥，才能做別的事，但吃了藥之後更無精打采。」半年前，他開始覺得背部和關節疼痛，每年會染上大約六次感冒。偶爾出現的感冒變成慢性症狀後，他妻子逼他去看醫生。

「醫生說的話真的嚇到我了，」他繼續說。他的血壓太高了，醫生說如果血脂一直都這麼高，心臟和肝臟的數值沒有改善的話，他很有可能沒到老就中風了。華特正在服用胃灼熱的藥物，但醫生提醒他服藥不是長久的解決之道。醫生也力勸他一定要改變飲食習慣，因為他真的太胖了。雖然結腸鏡檢查沒發現什麼大問題，但他的消化問題仍持續出現。華特問醫生到底要吃什麼才能恢復健康和減輕體重。但醫生也不知道，因為連醫生自己都有體重問題，還得不時吃低熱量的飲食。醫生也開了偏頭痛的藥丸給華特，要他小心服用，不然他的胃可能會抗議。

華特的醫生也說：「要減輕壓力。」說完了華特只能無助地看著我。為了解決關節疼痛的問題，醫生也開給他治痛風的藥物；他的尿酸值太高了。華特應該少吃高脂肪的食物，暫時戒掉何啤酒的習慣。最後，由於他很有可能出現過敏性感冒，醫生把他轉診給耳鼻喉科專家。耳鼻喉科的醫生又開給他另外一種藥，結果華特覺得更疲累了，要吃這麼多藥也讓他很小心。「你知道嗎，我父親中風好幾次，他在我這個年紀也一直發胖。」

華特第一次看到我們為他規畫的代謝平衡飲食法時，他的反應很疑惑：「我不知道到底有沒有用。」但藉著他追求的目標，我告訴他由於目前的症狀，已經出現了慢性效應，稻草已經把駱駝壓垮了。我們的願景是要連根拔起影響多重層面的壞東西，讓他不用再吃這麼多麻煩的藥物，給他更充沛的精力，同時能夠減重，利用華特內在的力量來達到目標。華特喚起內心的動機，在日記上記錄個人的飲食計畫。他的妻子會幫他準備食物。他仍每天在家吃早餐，晚上如果要住在飯店裡，還有很多不同的食物可以選擇。不過他的妻子會儘量幫他準備午餐和晚餐帶在外面吃。華特有時候要和客戶吃午餐，我們討論了在外用餐時他應該如何儘量遵守計畫，而不需要花太多時間或力氣解釋。實行一個禮拜後，磅秤上的數字顯示他的代謝對減輕負擔的反應有多快。

華特得到鼓勵，動機也更強了。他很開心地繼續實行這套方法，不過每餐之間要隔五個小時對他來說還是有點難做到。他說：「我很快就習慣了大量喝水。你知道，在兩餐之間的五個小時內喝點水就沒那麼難挨。但我必須承認太神奇了，我不怎麼覺得餓。我也忘了之前我很愛吃的那些東西。我忍不住想，減重其實要先改變想法，不是嗎？既然我現在的咖啡癮沒那麼重，也能安安靜靜地喝我的卡布奇諾，胃灼熱的情況也改善了。」

開始執行代謝平衡飲食法後，華特會定期量血壓。從加入的第二個禮拜開始，他就不必繼續吃抗高血壓的藥物了。過了五個星期後，他減了十五公斤。偶爾他還是會覺得頭痛，但是偏頭痛已經消失了，消化問題不再復發，也想不起來上次覺得胃灼熱是什麼時候。他每個禮拜跟他兒子去一次健身房。他現在活力充沛，「透過運動消除每天的壓力真的很酷。」他繼續說：「春天也不會鼻塞了，耳鼻喉科醫生警告我，我今年很有可能染上花粉熱！好險沒有。」現在華特已經進入維持體重期，他覺得一切都很好。「最近我試了一次我以前最愛吃的早餐，就是在麵包上塗蜂蜜。現在覺得太濃了，味道也太甜。不過到了這個階段，顧問建議我們試試看不在清單上的食物，還有以前很喜歡的食物。老實說，繼續吃規定的食物讓我覺得最舒服。比方說啤酒會讓我的體重暴增，一喝了磅秤上的數字就會改變。乳酪也會造成脹氣和消化問題。但我一定要說，最棒的是能夠弄清楚身體送給我們的信號。」

華特最近參加公司的聚會時，大家不斷恭維他的新外型。同事對他的飲食內容很好奇，因為看起來華特跟他們吃的差不多，但只有華特知道他是遵守這套代謝平衡飲食法來吃東西。華特告訴他們：「其實不一樣，我希望能找回我的健康，靠著這套代謝平衡健康飲食法的協助才能做到。」

代謝平衡健康飲食法的四個階段

開始執行代謝平衡健康飲食法前，首先要進行抽血檢查。血液會送到實驗室按照嚴格的參數，分析出參與者的新陳代謝情況。分析後的詳細參數，是擬定個人飲食計畫的重要基礎。之後進入實行階段。

第一階段：準備期（二天）

第一個階段要先準備好你的身體。

準備階段歷時兩天，在這兩天中，僅能攝取清淡的飲食，主要的目的在於清腸與排毒，讓你的身體完全清理乾淨。

進餐方式

一、選擇下頁一種品項，將所允許的食物總量分成三餐（早／中／晚）進食完畢。

二、每餐進食前三十分鐘請先服用輕瀉劑。為了準備調整飲食習慣與營養的攝取，清腸是必需的。

訣竅

常覺得肚子餓的人最好要避開水果日，或盡量選擇甜度較低的水果。

注意事項

排出宿便是最重要的事！排出宿便後，身體會轉為分解脂肪貯存，減少強烈的飢餓感。

	選項（可依喜好搭配）
全果日（全天水果）	總量1公斤（2.2磅）（可食用部份）之各式水果
全蔬日（全天蔬菜）	總量1.5公斤（3.3磅）（生菜的重量）的各式燙青菜或生菜沙拉。 可用天然的佐料調味（如少量海鹽/蔥/薑/蒜/生辣椒/胡椒等），但食品添加劑或現成的調味料除外（如醬油類/沙拉醬類/辣椒醬/番茄醬等）
全薯日（全天馬鈴薯）	水煮馬鈴薯1.5公斤（3.3磅），不可添加鹽或奶油，可用天然的佐料調味（如蒜頭/薑/生辣椒等），但食品添加劑或現成的調味料除外（如醬油類/沙拉醬類/辣椒醬/蕃茄醬等）

建議

每個人的排便狀況不同。執行者在這段期間應該要讓自己隨時能找得到廁所。換言之，盡可能不要長時間外出。

第二階段：嚴格控制期（十四天）

第二個階段就是進入變身的嚴格階段。在這個階段務必要非常有紀律，才能為之後的成功奠定基礎。你的身體從剛開始那幾天就已經適應了新的節奏。每天量體重和照照鏡子，就會給你強烈的動機，你也會馬上了解卸下體重的負擔對身心健康有多麼重要。對所有的參與者來說，一開始最明顯的效果就是發現臉龐、脖子和肢體末梢的淋巴阻塞消失了，身體變得更輕盈靈便，也覺得更有活力。

在這個階段，一定要固定進行諮詢和接受監督。參與者在這個階段碰到的問題就能立刻得到解答，你也可以定期記錄體重和三圍的變化，還有個人的感受。我會建議大家寫日記記錄新奇或不一樣的身體反應，因為接受處方而減少或停止服藥的情況特別值得注意。有些人可能需要定期驗血或量血壓。

特別提醒，女性應於經期結束後，再開始進行嚴格控制期，且食物中必須要有足夠的鎂、鐵、鈣……等礦物質。

代謝平衡健康飲食法的基本守則

守則一：每天三餐，每次進食時間不超過六十分鐘

我們的身體需要每天進食三餐。跳過任何一餐，新陳代謝功能都可能都會間歇性的遲緩，不易達到平衡狀態。

當一日三餐時，血糖會隨著用餐時上升而後再下降。而脂肪也正是在血糖逐漸下降至下一餐前進行分解的。假使一天六餐，因為血糖一直維持在偏高狀態，雖說維持血糖恆定，卻也因此失掉了能使脂肪分解的機會。

每天早餐後應服用一顆綜合維他命。因為在本階段，維生素與礦物質也會隨代謝加快而流失，待進入維持期恢復正常飲食後再做調整。

守則二：每餐都從蛋白質吃起

在用餐時，一定要按照正確的順序，也不要刻意減少份量。因為蛋白質和碳水化合物之間的關係十分微妙，這兩者在身體裡結合，可以

用餐時的訣竅

1. 固定用餐時間

用餐時請保持平靜及愉悅的心情。有些人每天早上只囫圇喝杯茶或咖啡，匆匆忙忙地去上班，他們說執行這套方法之後，每天的習慣都改變了，全身更有活力。大多數參與者遵循下面的日常節奏：早上七點到七點半之間吃早餐，中午十二點半到一點之間吃午餐，晚上六點到六點半之間吃晚餐。如果因為工作的關係必須拉長兩餐之間的間隔也沒有關係，因為你只要在晚上九點前吃完晚餐就行了。週末的時候大多數的參與者會稍微改變用餐的時間：八點半吃早餐，下午兩點吃午餐，晚上七點半吃晚餐。

我要說明的是，這些都是別人的經驗，你可以按需要調整自己的節奏，只要每餐結束後等五個小時才能吃下一餐，晚餐也不要超過晚上九點以後吃即可。

2. 培養吃東西的樂趣

有一位執行者告訴我，開始採用這套飲食法之後，她才注意到之前她從沒好好坐下來吃東西。現在她會擺好餐桌，開心地吃著菜餚。她也說，每一口她都會細細品味，學會了慢食的方法。食物的份量不多，對她反而有幫助。之前她總匆忙吃下一大堆食物，吃飽之後都覺得很脹。現在她不再狼吞虎嚥，胃腸也更舒服，因為她會細嚼慢嚥，讓消化液有時間分泌，腸子就有時間正常運作，之前的消化問題也消失了。

所以我通常會建議大家，食材的品項愈多元化愈好，不應該有任何限制。而長時間徹底咀嚼食物可以帶來飽足感（飽足感通常會在過了20分鐘才會開始），以及改善外觀（強化臉部肌肉組織、緊實皮膚）。

燃燒脂肪。因此我們一定要使用確切份量的碳水化合物和蛋白質，才能刺激身體燃燒脂肪。舉例來說，如果有一餐不吃，身體就沒有燃料，無法燃燒脂肪。或如果你不把肉類吃完，提供的燃料不夠，能燃燒的脂肪也不多，這就是生化術語中所謂的「檸檬酸循環」現象，也有人稱之為燃燒循環，利用蛋白質和碳水化合物提供的燃料來燃燒脂肪。此外，足夠的蛋白質和碳水化合物就是飲食的基礎，如果沒有蛋白質和碳水化合物，就無法燃燒脂肪。

每餐都要從蛋白質吃起，例如魚肉、雞肉、其他肉類和雞蛋。先吃蛋白質，負責分解體內蛋白質的消化酵素才會先開始工作。吃下蛋白質後，胰臟就會製造胰高血糖素，可以抑制胰島素出現，之後再吃碳水化合物，胰島素這時才會開始分泌，所以上升的速度就會減緩，也讓飢餓的感覺緩慢升高。

「先吃蛋白質（無需全部吃完，可先吃兩、三口），後吃碳水化合物」的胰島素分泌量，小於「先吃碳水化合物，後吃蛋白質」，也因此

較不易使胰島素快速分泌而影響人體新陳代謝。

每餐只能吃一種蛋白質；每種蛋白質食物一天只能吃一次。

守則三：每餐之間要間隔五個小時，期間不可另外進食

我遇過很多來求診的人，他們就像松鼠一樣，家裡和辦公室都放了少量零食，多半是糖果，每天經過放零食的地方就來顆糖果或來片餅乾。所以很多執行這套健康飲食法的人發現，他們要花一段時間，才能適應五個小時不能吃東西的規定。這是因為執行者的心理和生理都必須做出相對應的改變。我們已經養成一天到晚吃個不停的壞習慣，或者吃的時候根本不假思索。而且在大多數情況下，我們吃的東西也不對。每天吃個不停的話，就會累積脂肪組織，因為燃燒脂肪的時間不夠長。

不管是哪一種飲食習慣，吃過東西後血糖和胰島素都會增加，但要等到血糖跟胰島素都降下來，才會開始燃燒脂肪。間隔五小時才用餐，可減輕消化系統的負擔，讓身體重新調整步調。五個

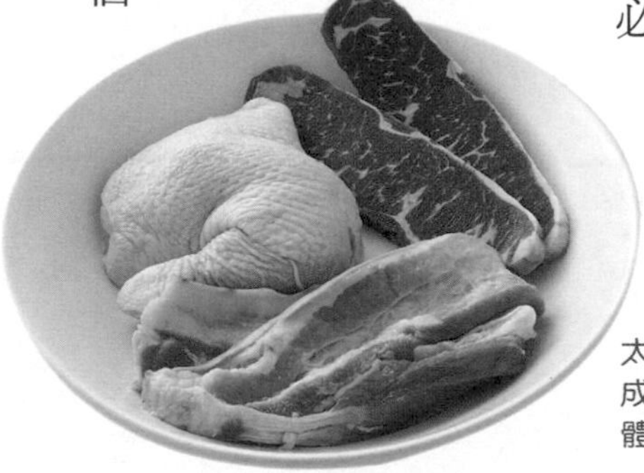

太多不同種類的蛋白質會造成消化系統的負擔，同時讓體質變酸。

小時的間隔時間將會讓脂肪燃燒；若餐與餐之間另外進食，則會影響脂肪燃燒的速率。

用餐後若仍有飢餓感，可食用無糖高纖裸麥餅乾，依然要遵守六十分鐘的用餐原則；每餐至多兩片。但事實上，實行代謝平衡飲食的人，血糖負荷很低，所以不會覺得肚子餓。

守則四：每天的最後一餐要在晚上九點前吃完

現代醫學有精良的方法可降低身體的溫度，不僅能讓體表溫度降低（用冷卻毯、冰袋），也能降低體內的溫度（降低血液問題）。病人接受麻醉後，就可以用以上的方法降低體溫，之後病人的新陳代謝跟血液循環都會變慢，創造出類似動物冬眠的效應，之後就可以為病人進行某些特殊的外科手術程序。

在執行代謝平衡健康飲食法時，我們會利用晚上睡眠和休息的時間氧化身體的脂肪。為了提高這種「迷你冬眠」的效率，一定要確定一天當中的最後一餐不要太晚吃，晚餐要在九點前吃完，有些人甚至能在

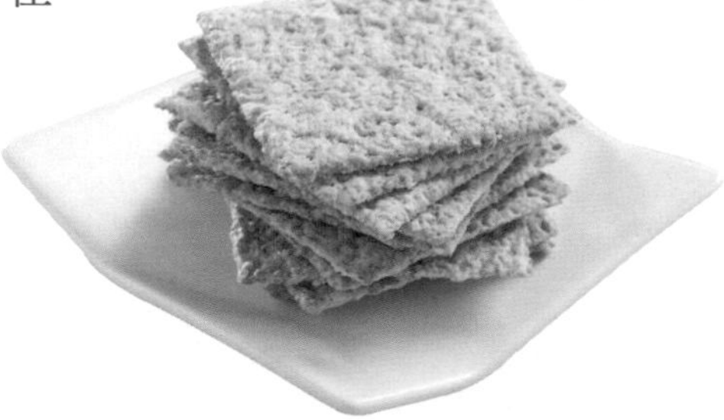

晚上七點前就結束晚餐。身體減重最多的時間其實就在睡覺的時候，因為這時燃燒的脂肪最多。我們把睡眠階段稱為最長的禁食時間，胰島素也最低。

守則五：每天至少喝兩公升水

根據研究，身體缺水時，會產生以下狀況：感到口渴、減緩身體機能、口乾舌燥、減少排尿、心跳加快、體溫升高、噁心、頭暈、肌肉痙攣、精神混亂、循環系統崩壞等。

飲用純淨的水，讓你達到排除體內廢物與毒素、酸鹼平衡的功能，飲用足夠的水分，你會發現自然口渴的感覺又回來了。睡眠品質也會改善，你會睡得更沉，更容易恢復精力，也能減少睡眠的時間；很多實行者說他們半夜醒來的毛病完全消失了，午餐後昏昏欲睡的感覺也不再出現。

如果你在實行代謝平衡飲食時，在非用餐時感到

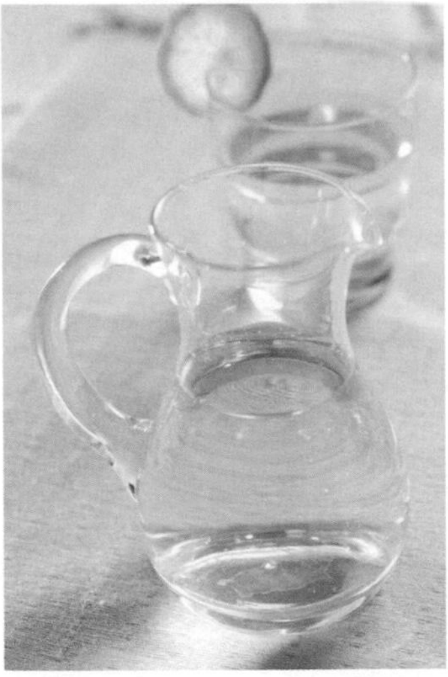

水是最好的飲料，汽水、可樂和啤酒等，則是大忌。

肚子餓，可以以喝水來取代零食，喝下去的水可以擴張胃壁，讓飢餓感消失。

除了水以外，允許每天多攝取三杯茶（不加糖的紅茶／綠茶，不可飲用花草茶或水果茶）和三杯咖啡（不可加奶、糖或代糖等調味品），嚴禁喝酒或果汁。

第三階段：進階調適期（約十四天）

過了至少十四天（大多數人可能需要更長的時間），減到理想體重後，就是第三個階段的開始。我們把這個階段叫做進階調適期，也就是放鬆過渡階段，你仍要繼續按照計畫吃預先準備好的餐點，本階段應進行到您的血液生化指數正常並達到理想體重為止。但你可以稍微鬆開「束腹」了，食物的量能稍微增加一點，有時候也可以略為違反規定。

在這個階段，你可以選一餐嘗試新的食物。不要擔心，這也是代謝平衡健康飲食法的一部分。我們的實驗顯示，大多數執行者會吃他們之前很喜歡吃的東西。只有一餐吃規定以外的東西其實只有好處，參與者在消化這一餐時，可以繼續控制自己的反應。我們發現人多數人會多吃一些不好的碳水化合物來測試自己的反應，例如麵條、米飯、白麵包、餅乾、蛋糕和冰淇淋。有些人也會喝酒，比方說葡萄酒或啤酒。

由於每個人都不一樣，我們發現在這個階段個人的經驗也有差異，而且變化多端。簡言之，到了這個階段，新陳代謝平衡後，你可能會體驗到很多驚喜。很有可能以前最愛的食物現在吃起來索然無味，或其他忍耐了很久不能吃的東西變得不好吃了，甚至還會讓你覺得不舒服。

回復自然的味覺

不過所有的實行者都說能感覺到全新的味覺，健康天然的新鮮食物喚醒了你的味蕾。

違規餐

吃一頓美味的餐點，或者享受豐富的筵席，可以嗎？當然可以，好好吃一頓不算違規！不要因此充滿罪惡感。吃東西不光只是為了滿足身體需要，好讓我們不餓死，事實上，吃飯時的享受和溝通也是很重要的元素。所以我們說，開始代謝平衡健康飲食法之後，還是可以作弊，只要遵守一些簡單的原則。

甚至我會鼓勵你，在進階調適期時吃一次「違規餐」，可在一個星期中選任一天、任一餐吃，好讓你的新陳代謝快速改變。有時候減重會進入停滯期，身體的反應達成平衡。在進階調適開始的那個禮拜，頭兩天或最後兩天就可以作弊。不要限制食量，兩餐之間也不要隔五個小時才可以吃東西，也可以吃飯和麵，甚至還能喝酒和吃甜點（鮮奶油也不受限）。作弊之後體重一定會暫時微幅增加，但開始下一個進階調適階段時，多餘的體重很快就會減掉，而且減起來一點都不困難。練習作弊時，每個人的反應也有不同的變化。

違規餐守則：

- 每週只能選定一餐為違規餐（不限早/中/晚餐），其他時間仍應依照健康處方的規則用餐。
- 違規餐的前後都要喝一大杯水。
- 違規餐或飲酒前，務必先吃蛋白質食物（如:肉/香腸/魚/豆腐/起士或堅果等）。
- 違規餐的時間若超過一個小時，在進食一小時後請先休息15分鐘，再繼續用餐。
- 欲吃蛋糕或冰淇淋的話，請加點鮮奶油在蛋糕或冰淇淋上，並且先吃鮮奶油（屬蛋白質食物），再吃蛋糕或冰淇淋。

向速食和香精道別吧。為什麼？因為你的身體在吃過東西後會立刻反應出感覺。這套飲食法把內在的感覺過濾器重新擦亮了。有一名執行者告訴我：「吃一些不在規定內的食物時，我會脹氣、睡不好和消化不良。我現在可以先判斷我要不要忍耐這些後果，起碼我脫離了後知後覺的狀態。」

很多執行者說他們的味覺和嗅覺都有了大幅度的改善。現在他們可以呼應內心的信號，來選擇想吃的東西。這個現象非常好，到了這個階段，執行者都察覺到自己身體變好了，也變得更苗條。有些人到了這個階段也開始減少服用的藥物。

第四階段：維持期（終生）

這一段的基本規則保證代謝平衡健康飲食法能長久有效，不必擔心溜溜球效應。如果遵守規定，你就不用擔心復胖。用正確的方式養成健康的節奏後，就可以繼續保持下去，等於建立了新的標準。維持體重再簡單不過了。關於飲食的新知和相關的體內流程已經輕鬆融入日常生活。之前學到的規定現在都能自動遵守，不管在家還是在辦公室，要吃東西時，你絕對不會有什麼困難。進食變成有趣的冒險，你可以盡情發揮組合食物的創意。

強烈感受到身體的健康

很多執行者也說，之前會引起過敏的食物現在吃下去也沒問題。執行代謝平衡健康飲食法的人都會覺得健康改善了，全身也更有活力。

簡言之，他們覺得更健康，更有能力維持體重。放鬆階段跟維護階段一樣，都是可以大膽實驗的時機，你的身體會聽到不一樣的聲音。

長久以來的症狀都在發出信號，比方說整晚睡不好、汗愈流愈多、凌晨三點鐘（走肝經的時間）醒來、白天的強烈飢餓感、胃灼熱、脹氣、懶洋洋、沒有活力、狂打噴嚏、氣喘、支氣管問題和偏頭痛。然而，我們只選擇聆聽自己聽得懂的信號。

這些症狀不是靠運氣，也不是意外。相反地，症狀出現就表示新陳代謝有問題。如果我們故意忽略，或不去治療生病的信號，就必須想辦法恢復原狀。代謝平衡飲食的做法就是逆轉症狀，讓你的生活恢復正常。執行這套方法，你就可以享有健康的生活和苗條的身材。

維持期仍應遵守的基本守則

維持期仍有一些基本的守則需要遵守，但可依您個人的飲食喜好並參考基本守則，隨意攝取您所喜歡的食物，只要掌握好適當的原則，且飲食不過量即可。若能每天稍加運動，將有助於您長期保持新陳代謝改善後的成果。

- 餐與餐之間必須間隔五個小時。
- 用餐時間應於一小時內完畢。
- 若進餐時間會超過一個小時，則應在一小時後休息十五分鐘。
- 每餐都應從蛋白質食物開始吃。
- 每餐皆只能吃一種蛋白質食物。
- 每種蛋白質食物一天只能吃一次。
- 每天不可喝超過三大杯的茶和咖啡。
- 晚上九點以後，盡可能不要吃東西。
- 應持續喝大量的水，每天至少兩千西西以上。
- 每天都應增加一些運動量。
- 應持續注意自己的體重變化情形。

減重計畫總是滯礙難行？

四十歲的蘇珊在幼稚園當老師，一百六十三公分高，體重卻高達一百一十三公斤。她一直流汗，上氣不接下氣。體型雖然巨大，個性卻活潑幽默，可是她的魅力卻被體型限制住了。她說：「我買了很多飲食書籍，但老實說，我還是不知道該吃什麼。我沒辦法一直餓肚子。白天的用餐時間不長，我多半吃『輕食』。傍晚我會煮義大利麵或吃冷凍披薩。」她覺得自己該去看醫生了，因為最近不太舒服。討論到甜食時，她不太願意深入探討這個主題。

適合每天實施的飲食計畫

蘇珊希望能再試一次，因為她的個人飲食計畫和血液分析的結果，讓她不禁提高了期待。而且血液檢查的結果已經有第二型糖尿病的徵兆，血壓也高得驚人。

她很努力地遵循個人計畫，第一個禮拜就減輕了不少體重。她馬上就覺得個人健康改善了，連要去出差兩天，她也能繼續完美無瑕地規劃餐點。蘇珊的睡眠品質變好，惱人的出汗也完全停止，開始覺得全身充滿活力。

十四天後，她的血糖和血壓都幾乎回到正常的平均值，在一次談話時，她說她對甜食那種迫切的渴望差不多完全消失了。生理上她不覺得需要甜食，但情緒上卻好像有個洞。她這時才察覺每次下班後她總會用甜食犒賞自己。「就跟我母親一樣，只要我特別乖，她就會給我甜點。」

自我察覺，踏出改善的第一步

透過實行代謝平衡健康飲食法，蘇珊更了解自己的飲食習慣。她說有時候上班時跟同事相處不愉快，她就會用吃來安撫自己。晚餐時間她常會吃到覺得肚子很脹，身體也覺得疲累。我問她現在她怎麼控制飲食，她回答：「你說好不容易成功了之後？如果我冉愚蠢地亂吃甜食，破壞我的成果，那我就瘋了！」她現在已經學會用別的東西來獎賞自己。之前她沒發現自己這麼喜歡跳舞。

過了四個月，蘇珊減了二十八公斤。我讓她在放鬆階段可以吃鮮奶油、蛋糕、冰淇淋和巧克力，剛開始她很害怕給自己吃這些甜食，但現在到了維持階段，她知道自己可以維持體重。她學會了要用甜點當一餐時要如何分配餐點。「我會繼續實行計畫，因為我想要的都有了。我不想念之前的食物。現在我喜歡的食物有很多種，而且能夠感覺到真正的飢餓。」

年紀太大不能減重？

艾蓮諾今年七十五歲，由實行過代謝平衡健康飲食法的朋友陪同前來參加我們的研討會。她的朋友實行這套方法很久了，完全遵循我們的準則。難怪她可以減掉二十公斤，也不再像從前那樣頻頻抱怨很晚才來的更年期。她覺得更健康更有精神，也希望比她大十歲的朋友艾蓮諾可以享受同樣的成果，她只擔心艾蓮諾年紀太大不能減重。

艾蓮諾個子很小，只有一百五十三公分，行動還算敏捷，體重是五十七公斤。她抱怨年紀愈來愈大，腰圍也愈來愈寬。她說她年輕的時候很苗條，一直都很注重飲食，一定會吃健康的東西。「我從來沒吃過孫子吃的那些速食。我覺得身體變形一定是因為年紀大了人縮短了。你知道，所有的東西都縮小了，」她大笑，「我只希望我的腦子還能維持一段時間不要縮小！」朋友成功的例子讓她相信代謝平衡健康飲食法有效，她也了解這個方案的基本原理。「但是你可以告訴我一些飲食的新概念嗎？」她向自己的醫生抱怨腰圍問題時，醫生反而嘲笑她。她說：「我一直都很注重外表。褲子和裙子都穿不上去，讓我覺得好生氣。一定有什麼出了問題，我很想知道為我搭配的個人飲食會是什麼樣子。可是我比朋友老十歲，還有可能減重嗎？」聽了專業人員的說法，艾蓮諾確認她的問題不是年齡造成的，而是新陳代謝和飲食出了問題，才會讓她體重上升。

我們講到一般人都覺得很健康的早餐穀片，還有蜂蜜的血糖負荷以及對全麥產品的評估，艾蓮諾都很認真聆聽。她很高興每次來諮詢時我們都會幫她量腰圍和臀圍。血液分析指出她這一生的飲食都健康適量，血糖和膽固醇只稍微超過正常值。她試過斷食療法，也知道準備階段和清理消化系統會是怎麼樣的情況。

開始執行時，她熱切期待能看到成效。艾蓮諾很快就進入放鬆階段。在第一個禮拜她就瘦了四公斤，腰圍和臀圍減了六公分，第二個禮拜大腿圍少了四公分。她開心極了，「我終於可以去買一般的女性長褲了！」

艾蓮諾之前沒吃過芽菜（瓠瓜、燕麥、芥末和辣根），她現在也習慣豆腐的味道了。「我現在知道為什麼我的腰圍和臀圍會變粗。有時候我只吃水果，結果餓得全身發抖，就吃甜食來消除飢餓，這種情況最常在晚上發生。」但她很驚訝地發現，現在自己完全不想念甜食。

我告訴她到了維護期，偶爾可以吃巧克力（最好是可可亞比例很高的），她聽了很高興。「這是我的獎品，我也想配杯紅酒！萬一腰圍增加了一公分，我就會立刻回歸代謝平衡飲食法的規定。現在我已經學到了，只要代謝平衡，就不會出現溜溜球效應。」

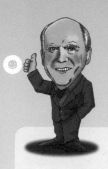

健康飲食DIY

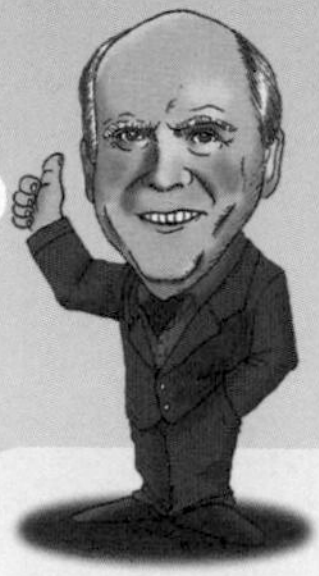

吃東西是一件美好的事，
你不應該有罪惡感，
重點在於你是否吃進正確的營養及食物。
很多人喜歡享受自己在家烹調的樂趣，
因此我特別提供一些飲食建議，讓你在家DIY，
也能輕易煮出美味又健康的食物。

飲食建議

烹調原則

為了讓自己在進行代謝平衡健康飲食法時，能達到最好的效果，執行者必須遵守以下的烹調原則：

一、控制用油量

● **嚴格控制期（第二階段）**：完全無油。

建議用涼拌、水煮、川燙、烤、蒸……等方式。可以使用蔬菜高湯，來增添食物風味。

● **進階調適期（第三階段）**：每天可使用三茶匙的油。

除了涼拌、水煮、川燙、烤……等方式外，可加入煎、炒等方式。可以使用蔬菜高湯，來增添食物風味。

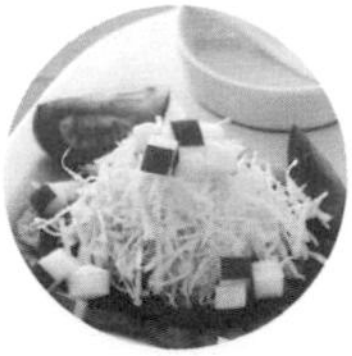
涼拌

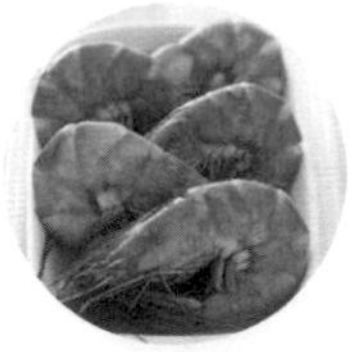
水煮

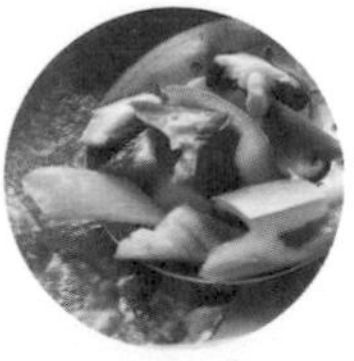
氽燙

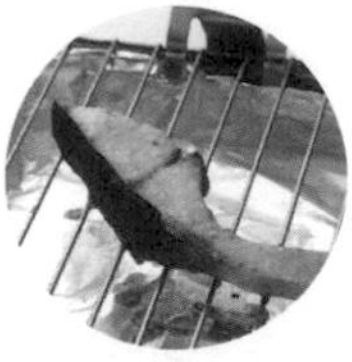
烤

建議食品

品 項	說 明	建 議
牛奶	全脂牛奶（脂肪含量至少3.5%）	來自生態農場的新鮮牛奶
天然優格	天然優格（脂肪含量至少3.5%），低脂通常帶有過量澱粉	
米	糙米	
裸麥麵包/餅乾	100%純裸麥麵包/餅乾	請詳閱成分表，無法確定時請詢問烘培師傅
雞胸肉／火雞胸肉	不含食品添加物	可以先煮熟，冷卻後切片
調味料	不加糖、味精或其他添加物	建議使用新鮮的香料
罐頭食品	洗淨並放乾，除去可能含有的糖分、防腐劑和調味料	建議使用新鮮或冷凍的食品

建議食品

品 項	說 明	建 議
冷凍食品	不含食品添加物、未經調味	冷凍的食品可再增加20公克
豆類	罐裝或煮熟豆類需使用比原定克數增加兩倍之重量	將豆子浸泡一夜
乾果	嚴格控制期禁止食用，之後的階段才允許食用。100公克的水果等於35~40公克乾果	將乾果浸泡約2小時，然後秤重

二、只用天然調味品

僅可使用天然調味料，至於食品添加劑或現成的調味料，如化學醬油類、沙拉醬類、辣椒醬類、番茄醬類……等是不被允許使用的（請參考使用左頁天然調味品）。

可使用的調味品

種類	說　明
醋	白醋、烏醋、紅酒醋
醬油	無糖且不含麩質的純釀醬油
鹽	粗鹽、海鹽
胡椒	黑胡椒、白胡椒
香料	咖哩粉、迷迭香、月桂葉、九層塔、胡荽、茴香、八角、甘草、百里香、花椒、巴西利
中藥材	枸杞、紅棗、人蔘、當歸、牛蒡、黃耆
蔬菜	青蔥、薑、蒜頭、芹菜，或參考下方食材表自由搭配。 ●蔬菜不像蛋白質那麼嚴謹，一天三餐中可以重複食用或當作配菜，唯使用時須注意主配原則，配菜部分量毋須太多。
水果	小番茄、檸檬、葡萄柚，或參考下方食材表自由搭配。 ●若將水果（例如檸檬）作為調味，則當餐不可再另外食用水果。

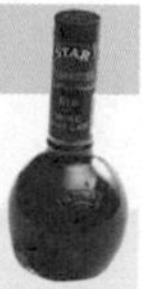

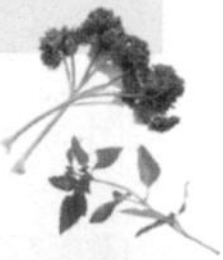

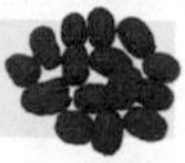

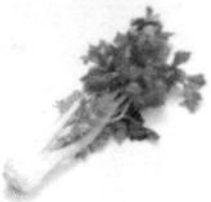

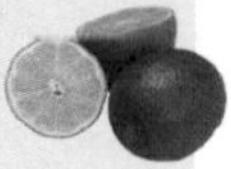

三大類食物

在我研發的代謝平衡飲食法中，強調食用順序是蛋白質→蔬菜→水果。有的人會懷疑，那麼碳水化合物到哪裡去了？在此要特別說明的是，碳水化合物的來源並非我們現在一般人所認知的澱粉類，而是來自蛋白質、蔬菜、水果……其中含有的碳水化合物成分，而其中又以蔬菜碳水化合物含量最多，因此為了方便執行者了解並順利執行，我提出這樣的分類方式。

我一直強調，人類開始種植並食用穀物是在五百年前，但在這更之前的好幾千年演化史，我們並沒有所謂澱粉類的東西，碳水化合物的來源主要都是來自蔬菜水果中內含的長鏈型碳水化合物，而比起近五百年才開始食用的澱粉類，並不足以影響我們已經演化了好幾千年的身體基因，因此要調整新陳代謝，我們必須回歸最原始的生活方式，也因此，你可以說我將蔬菜水果歸類為碳水化合物這一點是顛覆傳統，也可說是回歸傳統（原始人）。

蛋白質

世界衛生組織（WHO）建議，按體重來計算，每一公斤需要〇・八～一克的蛋白質（例如：六十公斤的人，每天需要四十八～六十克蛋白質）。

蔬菜及水果可食用種類

分類	食物建議
蔬菜 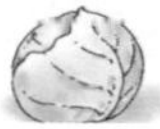 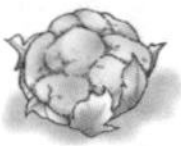	茄子、白花椰菜、綠花椰菜、雪裡紅、茼蒿、青江菜、紅蘿蔔、白蘿蔔、西洋芹、白菜、蘆筍、高麗菜、秋葵、芥藍、四季豆、紅鳳菜、青椒、空心菜、南瓜、地瓜葉、大小黃瓜、洋蔥、青蔥、薑、蒜頭、芹菜、金針菇、鴻禧菇、牛番茄
水果 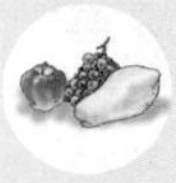	鳳梨、蘋果、梨子、楊桃、柿子、芭樂、龍眼、橘子、櫻桃、奇異果、芒果、葡萄柚、木瓜、桃子、李子、火龍果、葡萄、檸檬、小番茄、草莓

●蔬菜之間可依喜好自由；水果亦同。

●在烹調蛋白質時可加入替換些許蔬菜，但份量不宜過多。

蛋白質可食用種類

分 類	次分類	食物建議
動物性蛋白質 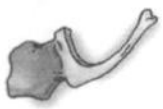	肉類 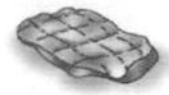	牛肉（瘦）、牛里肌（瘦）、羊肉（瘦）、羊里肌（瘦）
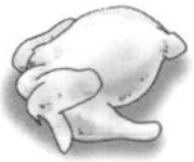	家禽	雞胸肉（去皮）、火雞胸肉（去皮）、鴨胸（去皮）
	魚類 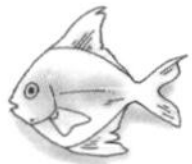	鮭魚、鱈魚、鮪魚、吳郭魚、比目魚、沙丁魚、魚子醬、白口、鯖魚、鱸魚、鯽魚、鯰魚、白帶魚
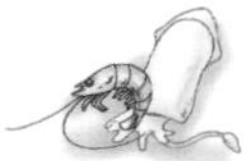	其他海鮮	鮑魚、花枝、蝦、龍蝦、墨魚、牡蠣、蛤蜊
植物性蛋白質	豆類製品 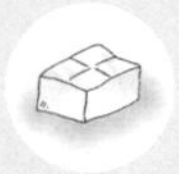	豆腐、天貝（tempeh，一種印尼傳統發酵食品，是素食蛋白質的來源）
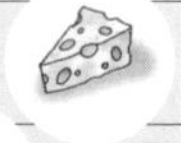	起司	全脂起司、乳酪
	優格	全脂優格
	堅果類	雜果仁
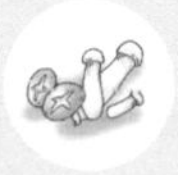	菇類	杏鮑菇、大香菇、花菇
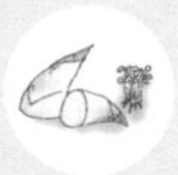	芽菜類	苜蓿芽、竹筍、蘿蔔苗、黃豆芽、向日葵芽、扁豆芽、綠竹筍、蒜苗

食譜示範（一）：嚴格控制期

前面我們提過，代謝平衡健康飲食法是非常獨特的，以ＢＭＩ劃分為四種（男女各兩種）。

首先你必須知道ＢＭＩ的計算方式，如下表。

BMI計算方式

BMI ＝ 體重（公斤）÷身高^2（公尺^2）

分 類	BMI值	健康狀態
體重過輕	BMI＜18.5	可能會產生腸胃病症或厭食症等疾病。
體重正常	18.5≦BMI＜24	理想狀態
體重異常		
●過重	24≦BMI＜27	如有潛伏性危險因子，容易誘發。
●輕度肥胖	27≦BMI＜30	增加罹患心血管疾病和糖尿病的機率。
●中度肥胖	30≦BMI＜35	已為心臟病、高血壓與糖尿病的高危險群。
●重度肥胖	BMI≧35	已為心臟病、高血壓與糖尿病的高危險群。

一週食譜範例

女性

BMI<27

	星期一	星期二	星期三	星期四	星期五	星期六	星期日
早餐	一顆蛋	一碗 五穀飯	190ml 豆漿	190g 優格	一碗 五穀飯	190ml 豆漿	190g 優格
95g蔬菜／30g燕麥片 一份水果							
午餐	120g 家禽類	75g 起司	65g 馬鈴薯 拌一顆蛋	120g 家禽類	75g 起司	65g 馬鈴薯 拌一顆蛋	120g 家禽類
125g蔬菜 一份水果							
晚餐	130g 魚類	130g 肉類	130g 海鮮類	130g 魚類	130g 肉類	130g 海鮮類	130g 菇類
135g蔬菜 一份水果							

- 早餐為豆漿時請搭配燕麥片；豆漿請勿加糖。
- 早餐為優格時不另外搭配蔬菜，僅能食用水果；優格也請選無糖的。
- 每天至少要吃一顆蘋果。
- 一份水果約等於：蘋果一顆=梨子一顆=芭樂一顆=葡萄柚半顆=奇異果（綠色）1又1/2顆=葡萄13顆=小番茄23顆=草莓16顆=櫻桃9顆

一週食譜範例

女性 BMI≧27							
	星期一	星期二	星期三	星期四	星期五	星期六	星期日
早餐	兩顆蛋	200g 豆漿	200g 優格	85g 魚類	200g 豆漿	200g 優格	85g 魚類
	100g蔬菜 / 35g燕麥片 一份水果						
午餐	125g 家禽類	125g 魚類	80g 豆腐	125g 家禽類	125g 魚類	80g 豆腐	80g 起司
	130g蔬菜 一份水果						
晚餐	35g 糙米拌 50g香菇	130g 芽菜類	135g 肉類	35g 糙米拌 50g香菇	130g 芽菜類	135g 肉類	130g 菇類
	140g蔬菜 一份水果						

- 早餐為豆漿時請搭配燕麥片；豆漿請勿加糖。
- 早餐為優格時不另外搭配蔬菜，僅能食用水果；優格也請選無糖的。
- 每天至少要吃一顆蘋果。
- 一份水果約等於：蘋果一顆=梨子一顆=芭樂一顆=葡萄柚半顆=奇異果（綠色）1又1/2顆=葡萄13顆=小番茄23顆=草莓16顆=櫻桃9顆

一週食譜範例

男性 BMI<27							
	星期一	星期二	星期三	星期四	星期五	星期六	星期日
早餐	一顆蛋	200g 優格	200g 豆漿	一顆蛋	200g 優格	200g 豆漿	一顆蛋
	105g蔬菜／40g燕麥片 一份水果						
午餐	135g 家禽類	40g 冬粉	125g 芽菜類	135g 家禽類	40g 冬粉	125g 芽菜類	85g 起司
	135g蔬菜 一份水果						
晚餐	95g 豆腐	140g 肉類	140g 魚類	95g 豆腐	140g 肉類	140g 魚類	130g 菇類
	145g蔬菜 一份水果						

- 早餐為豆漿時請搭配燕麥片；豆漿請勿加糖。
- 早餐為優格時不另外搭配蔬菜，僅能食用水果；優格也請選無糖的。
- 每天至少要吃一顆蘋果。
- 一份水果約等於：蘋果一顆=梨子一顆=芭樂一顆=奇異果（綠色）1又1/2顆=葡萄13顆=小番茄23顆=草莓16顆=櫻桃9顆=葡萄柚半顆

一週食譜範例

男性 BMI≧27							
	星期一	星期二	星期三	星期四	星期五	星期六	星期日
早餐	兩顆蛋	210g 優格	95g 雞胸肉	兩顆蛋	210g 優格	95g 雞胸肉	210g 豆漿
	110g蔬菜／45g燕麥片 一份水果						
午餐	135g 家禽類	45g 冬粉	90g 豆腐	135g 家禽類	45g 冬粉	90g 豆腐	125g 芽菜類
	140g蔬菜 一份水果						
晚餐	145g 肉類	145g 魚類	100g 起司	145g 肉類	145g 魚類	100g 起司	145g 肉類
	150g蔬菜 一份水果						

- 早餐為豆漿時請搭配燕麥片；豆漿請勿加糖。
- 早餐為優格時不另外搭配蔬菜，僅能食用水果；優格也請選無糖的。
- 每天至少要吃一顆蘋果。
- 一份水果約等於：蘋果一顆=梨子一顆=芭樂一顆=葡萄柚半顆=奇異果（綠色）1又1/2顆=葡萄13顆=小番茄23顆=草莓16顆=櫻桃9顆

女性 / BMI<27 / 早餐

〔BMI計算方法請參考p.171
份量請參考p.172〕

Mon 星期一

茶葉蛋
涼拌萵苣佐紅酒醋
蘋果中型

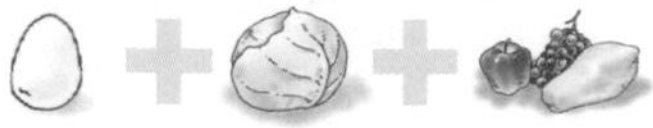

Tue 星期二

五穀飯
滷大白菜
奇異果

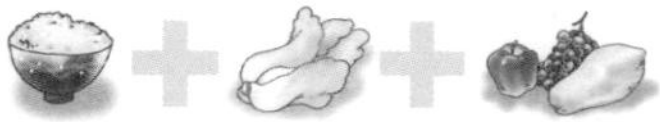

Wed 星期三

優格
蘋果

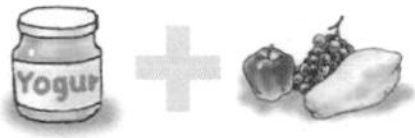

Thu 星期四

豆漿
燕麥片
火龍果

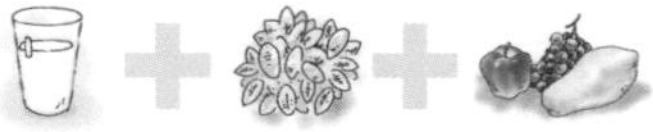

Fri 星期五

優格
草莓

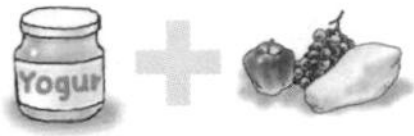

Sat 星期六

豆漿
燕麥片
芭樂（去籽）

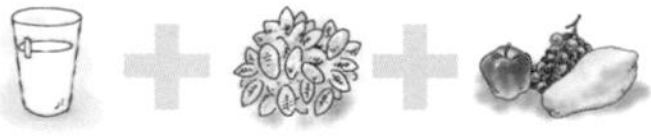

Sun 星期日

五穀飯
清蒸大黃瓜
葡萄

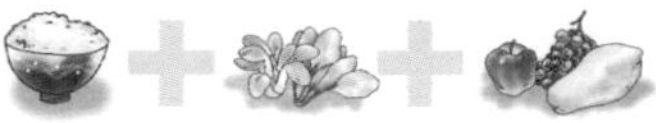

作法示範

清蒸大黃瓜作法請見 p.200

示範食譜

涼拌萵苣佐紅酒醋

材料：萵苣1/4顆、紅酒醋少許

作法：

① 萵苣剝片後，洗淨瀝乾擺盤。

② 依個人口味倒入適量紅酒醋。

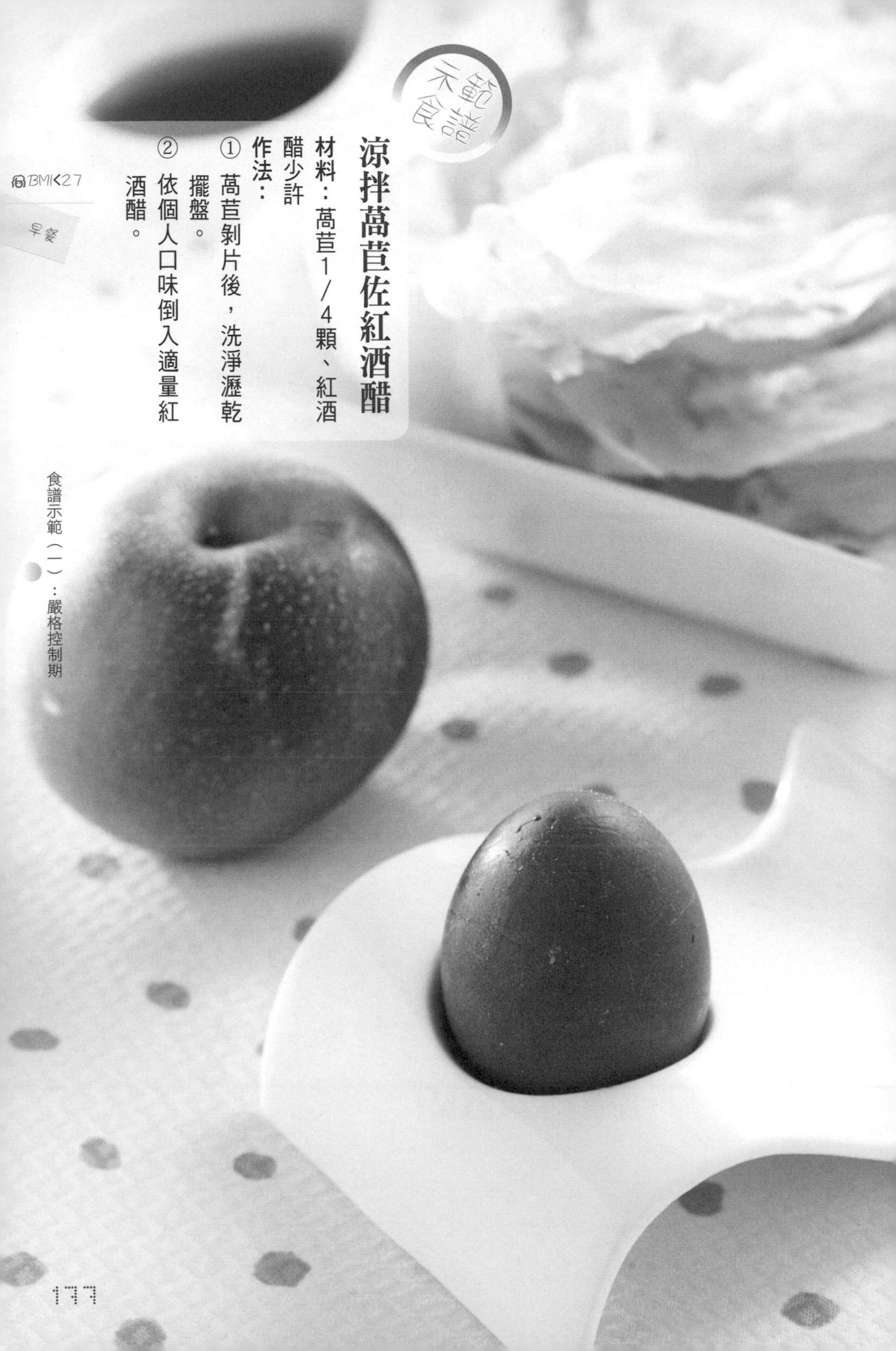

女性 / BMI<27 / 午餐

〔BMI計算方法請參考p.171
份量請參考p.172〕

Mon 星期一

醋烤雞胸肉
燙空心菜
奇異果（綠色）

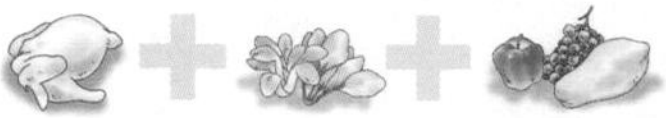

Tue 星期二

起司一份
枸杞萵苣
蘋果

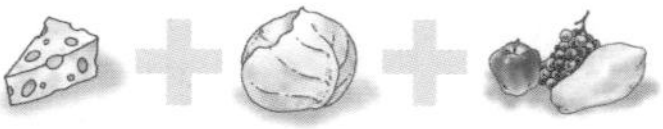

Wed 星期三

馬鈴薯拌蛋
燙青江菜
葡萄柚

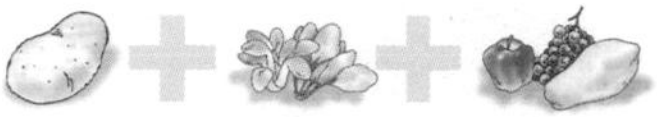

Thu 星期四

迷迭香烤雞
燙地瓜葉
木瓜

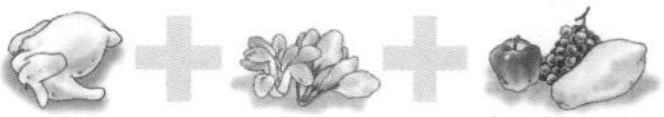

Fri 星期五

起司一份
水煮花椰菜
蘋果

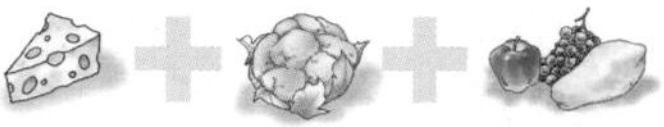

Sat 星期六

馬鈴薯拌蛋
燙青江菜
葡萄柚

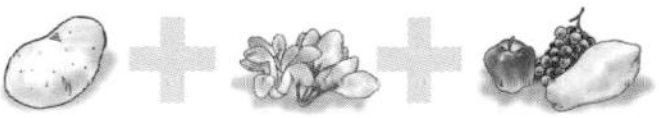

Sun 星期日

黑胡椒雞柳
燙高麗菜
蘋果

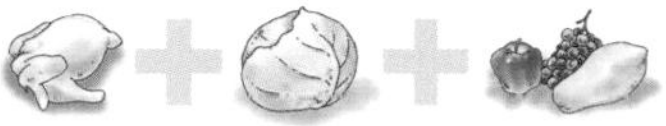

作法示範

黑胡椒雞柳作法請見 p.203

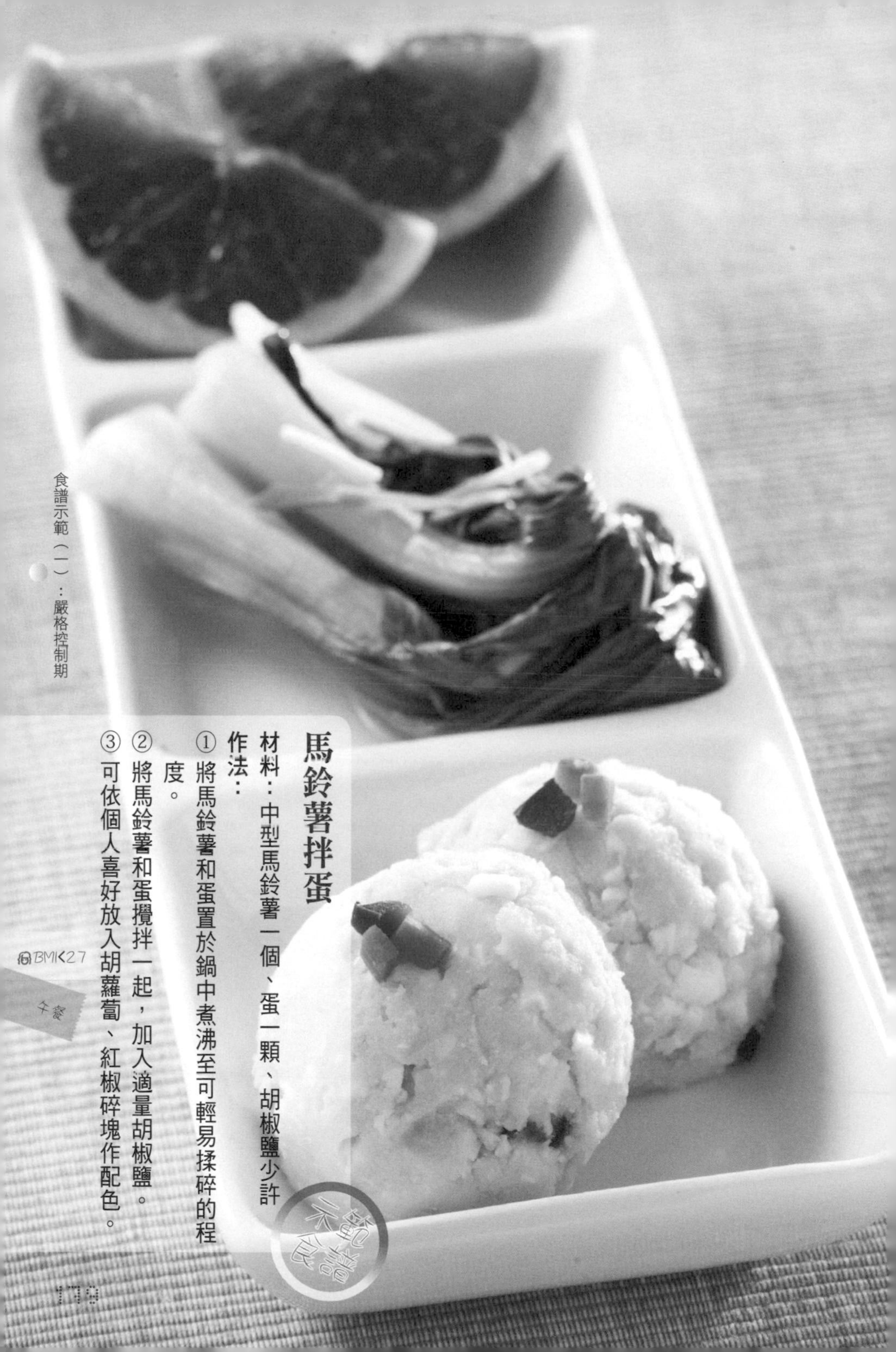

馬鈴薯拌蛋

材料：中型馬鈴薯一個、蛋一顆、胡椒鹽少許

作法：

①將馬鈴薯和蛋置於鍋中煮沸至可輕易揉碎的程度。

②將馬鈴薯和蛋攪拌一起，加入適量胡椒鹽。

③可依個人喜好放入胡蘿蔔、紅椒碎塊作配色。

女性 / BMI<27 / 晚餐

〔BMI計算方法請參考p.171
份量請參考p.172〕

Mon
星期一

鹽烤鮭魚
涼拌茄子
鳳梨

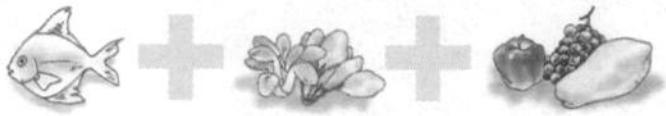

Tue
星期二

烤牛里肌
燙芥藍菜
火龍果

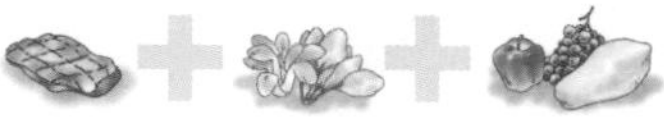

Wed
星期三

涼拌花枝
涼拌小黃瓜
芒果

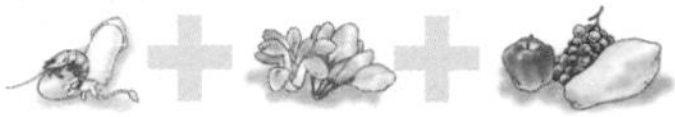

Thu
星期四

水煮鮪魚
四季豆
蘋果

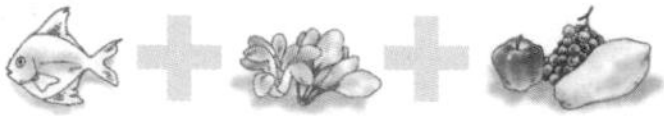

Fri
星期五

蝦仁蘆筍
炒空心菜
小番茄

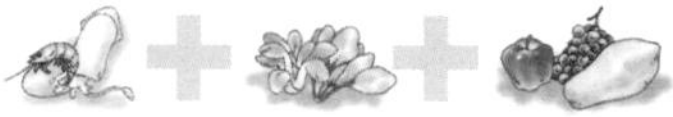

蝦仁蘆筍作法請見 p.204

作法示範

Sat
星期六

枸杞蝦
烤彩椒
蘋果

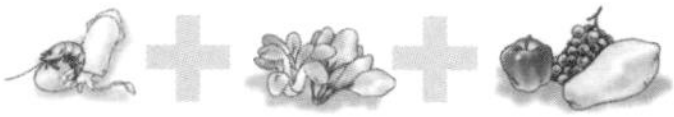

Sun
星期日

杏鮑菇
涼拌小黃瓜
芭樂（去籽）

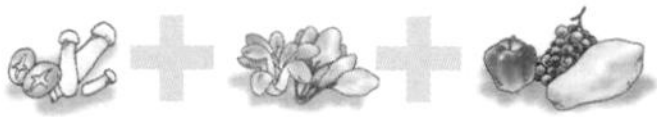

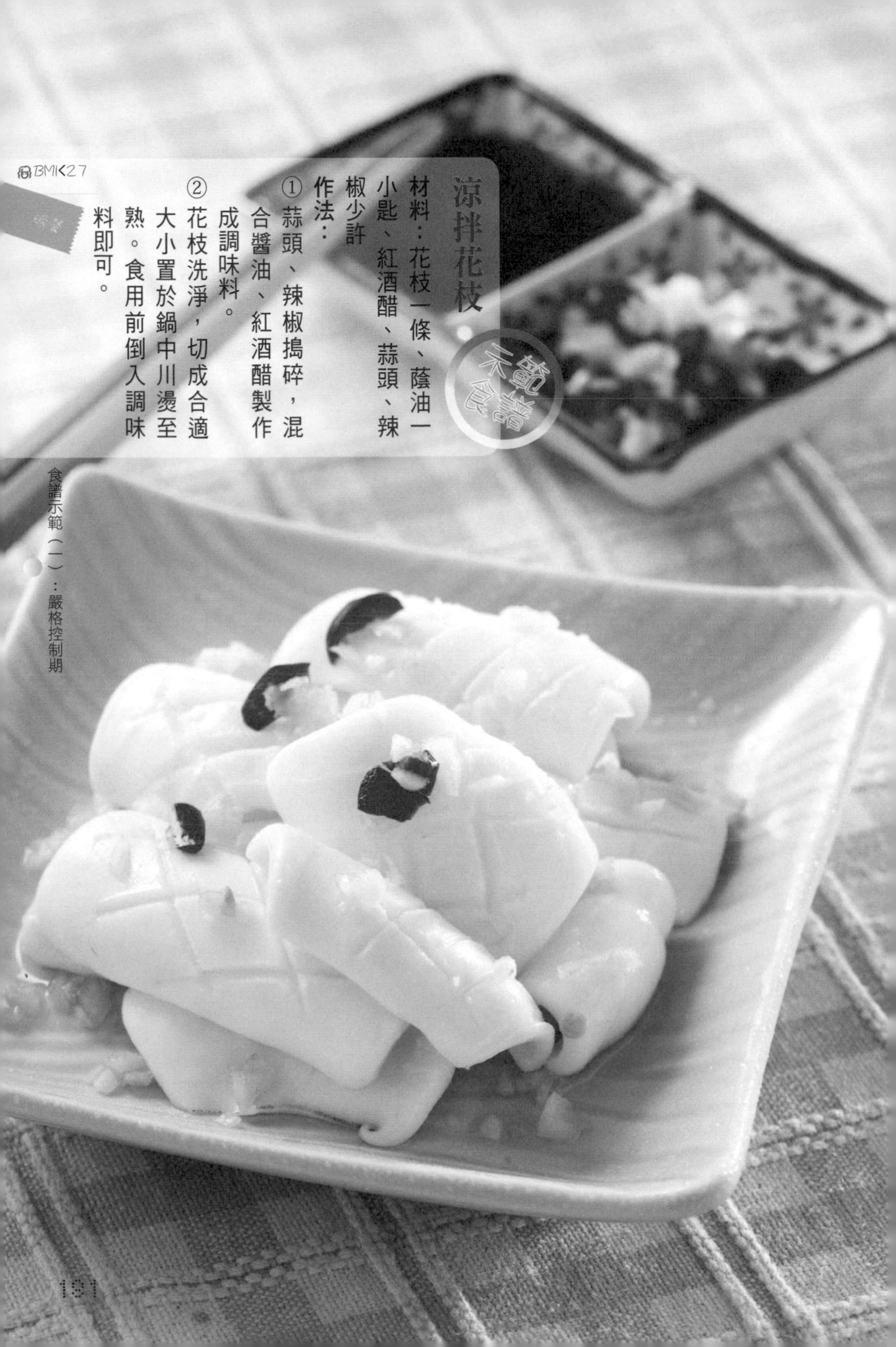

涼拌花枝

示範食譜

材料：花枝一條、蔭油一小匙、紅酒醋、蒜頭、辣椒少許

作法：

①蒜頭、辣椒搗碎，混合醬油、紅酒醋製作成調味料。

②花枝洗淨，切成合適大小置於鍋中川燙至熟。食用前倒入調味料即可。

女性／BMI≧27／早餐

〔BMI計算方法請參考p.171
份量請參考p.173〕

Mon 星期一

煎荷包蛋（兩顆）
燙地瓜葉
蘋果

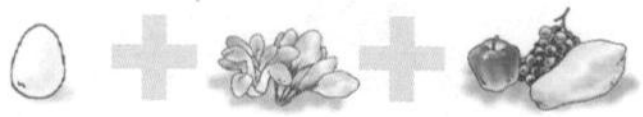

Tue 星期二

豆漿
燕麥
葡萄

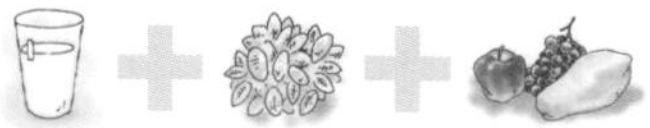

Wed 星期三

優格
芒果

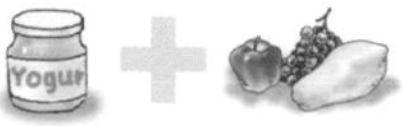

Thu 星期四

破布子蒸鱈魚
燙大白菜
小番茄

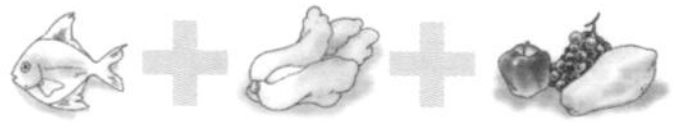

營養叮嚀

食用時，僅能食用魚肉的部分，不要吃破布子。

Fri 星期五

豆漿
燕麥
奇異果

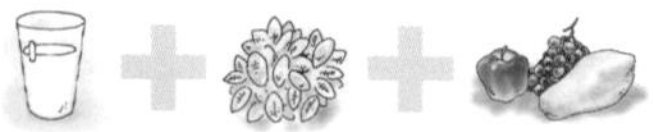

Sat 星期六

優格
火龍果

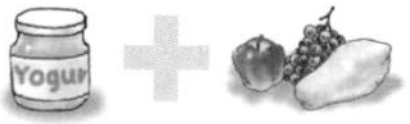

Sun 星期日

香煎鮭魚排
炒空心菜
鳳梨

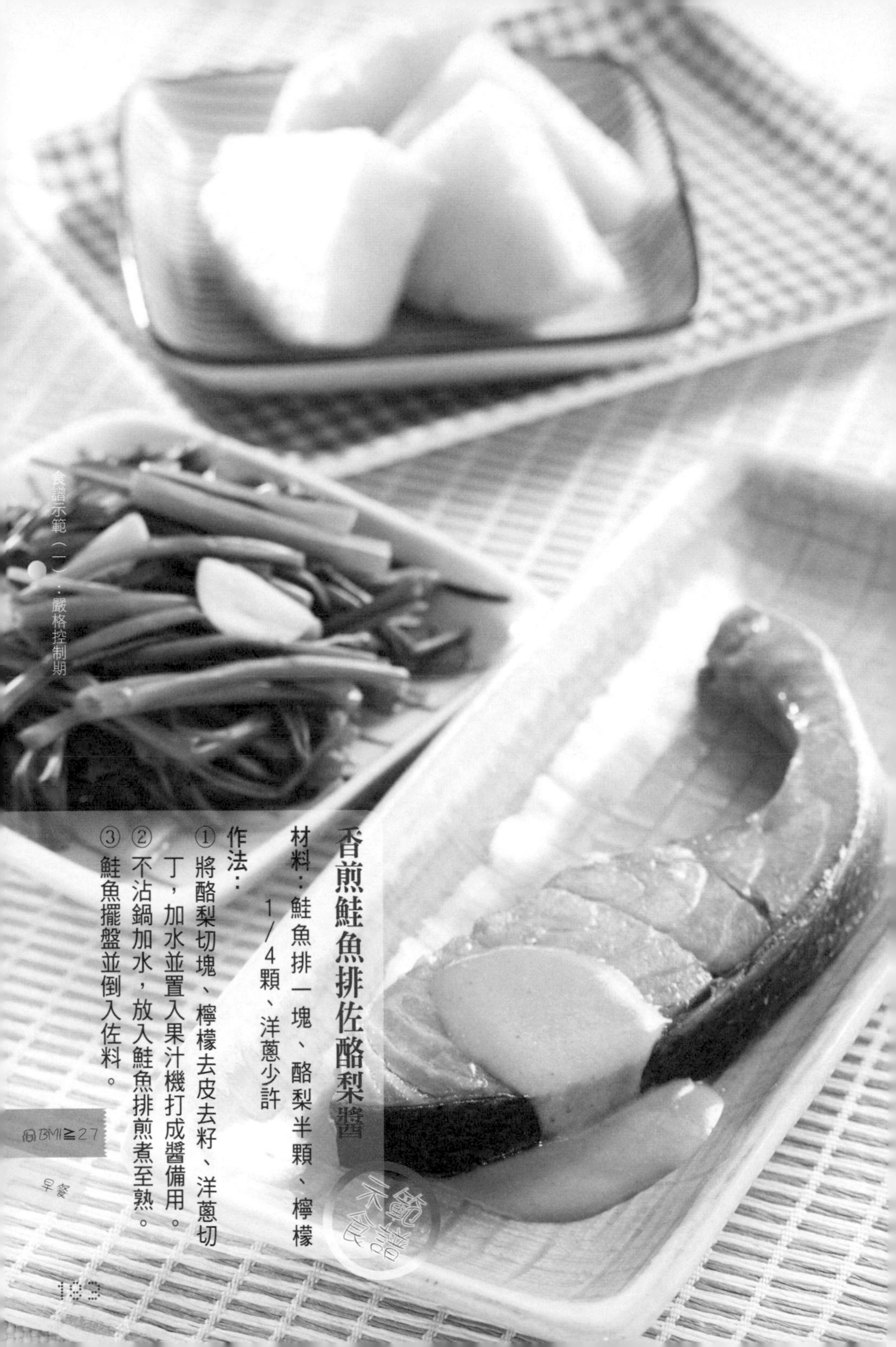

香煎鮭魚排佐酪梨醬

材料：鮭魚排一塊、酪梨半顆、檸檬1/4顆、洋蔥少許

作法：

① 將酪梨切塊、檸檬去皮去籽、洋蔥切丁，加水並置入果汁機打成醬備用。

② 不沾鍋加水，放入鮭魚排煎煮至熟。

③ 鮭魚擺盤並倒入佐料。

女性 / BMI≧27 / 午餐

〔BMI計算方法請參考p.171
份量請參考p.173〕

Mon 星期一

涼拌雞胸肉
水煮四季豆
葡萄

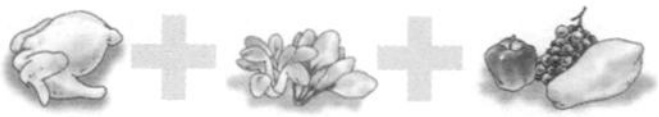

Tue 星期二

水煮鮪魚
涼拌秋葵
蘋果

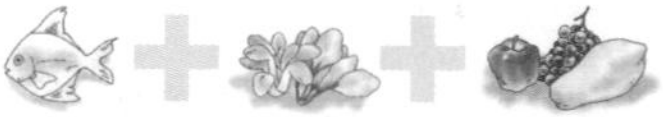

Wed 星期三

醬燒豆腐
炒芥藍
梨子

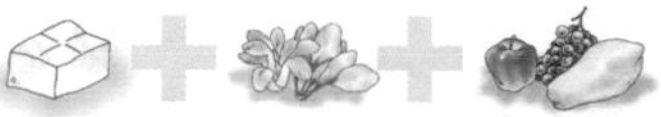

作法示範

醬燒豆腐作法請見 p.203

Thu 星期四

起司
芹菜、紅/白蘿蔔蔬菜棒
蘋果

Fri 星期五

黑胡椒雞柳
清炒蘆筍
葡萄柚

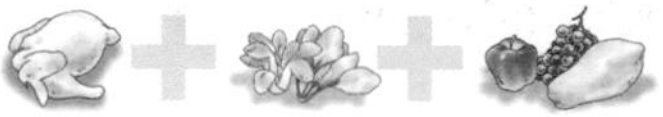

Sat 星期六

清蒸鱸魚
燙青江菜
蘋果

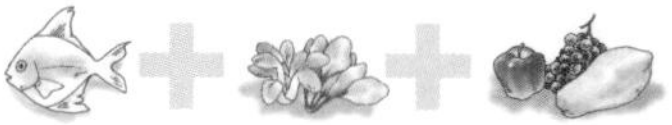

Sun 星期日

起司
燙白綠花椰
葡萄柚

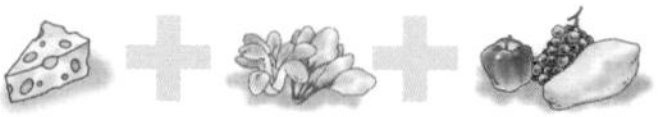

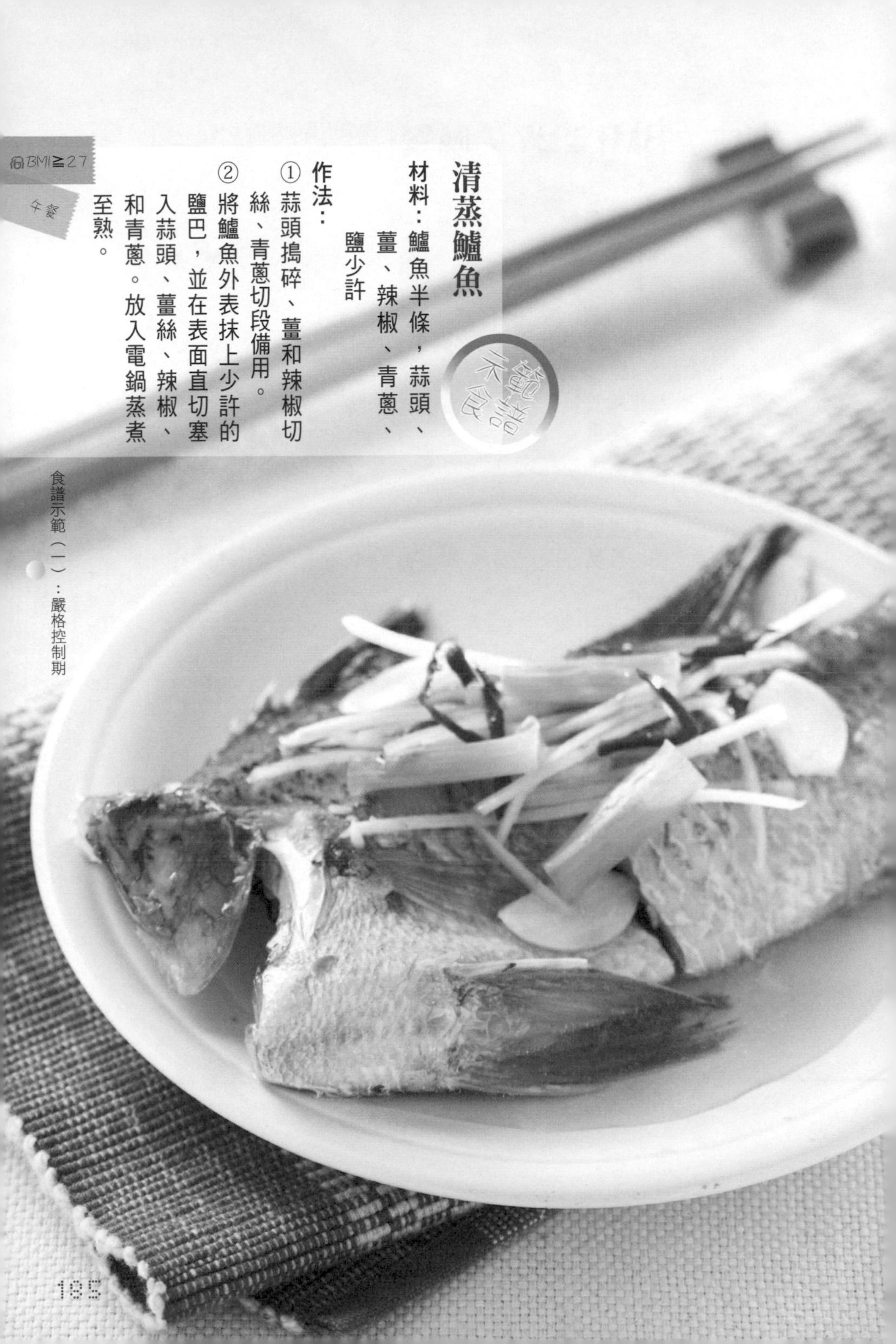

示範食譜

清蒸鱸魚

材料：鱸魚半條，蒜頭、薑、辣椒、青蔥、鹽少許

作法：

① 蒜頭搗碎、薑和辣椒切絲、青蔥切段備用。

② 將鱸魚外表抹上少許的鹽巴，並在表面直切塞入蒜頭、薑絲、辣椒、和青蔥。放入電鍋蒸煮至熟。

女性／BMI≧27／晚餐〔BMI計算方法請參考p.171 份量請參考p.173〕

Mon
星期一

糙米香菇飯
涼拌茄子
芒果

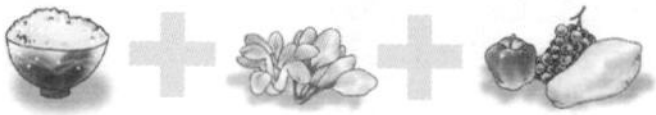

作法示範

糙米香菇飯作法請見 p.204

Tue
星期二

水煮綠竹筍
清蒸冬瓜
梨子

Wed
星期三

烤牛里肌肉
燙地瓜葉
蘋果

Thu
星期四

糙米香菇飯
涼拌小黃瓜
鳳梨

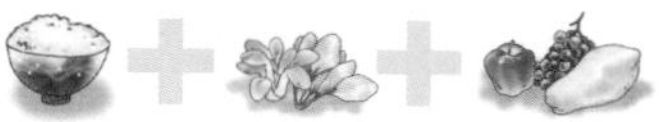

Fri
星期五

燙黃豆芽
水煮大黃瓜
蘋果

Sat
星期六

迷迭香烤雞胸肉
涼拌萵苣
奇異果

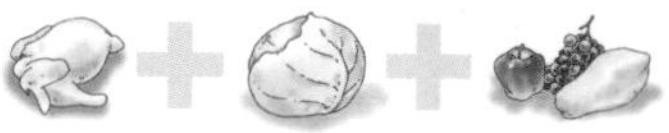

Sun
星期日

青蒜炒大香菇
芹菜炒蘑菇
蘋果

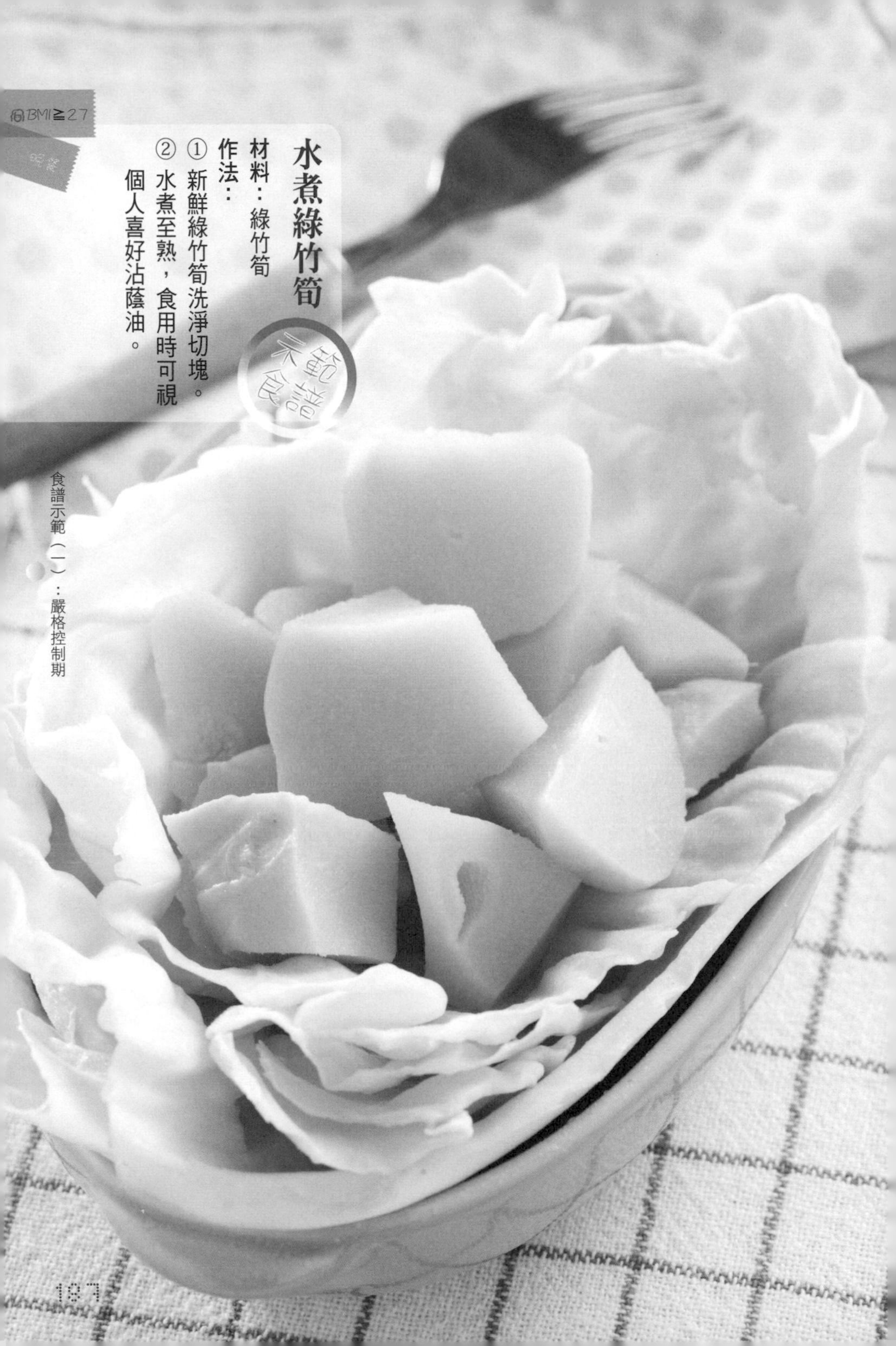

當BMI≧27

水煮綠竹筍

食譜示範

材料：綠竹筍

作法：

① 新鮮綠竹筍洗淨切塊。

② 水煮至熟，食用時可視個人喜好沾蔭油。

男性 / BMI<27 / 早餐

BMI計算方法請參考p.171
份量請參考p.174

Mon
星期一

滷蛋一顆
涼拌蒿苣
蘋果

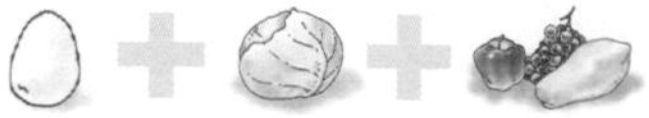

Tue
星期二

優格
奇異果

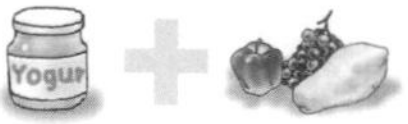

Wed
星期三

豆漿
燕麥片
鳳梨

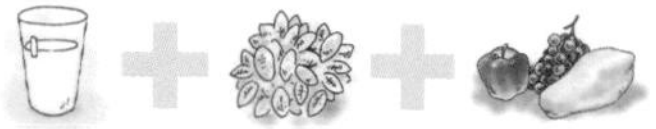

Thu
星期四

水煮蛋一顆
燙青江菜
小番茄

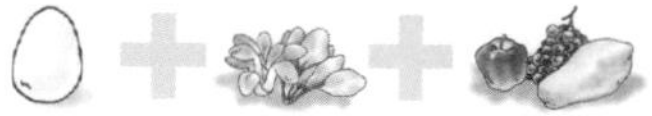

Fri
星期五

優格
蘋果

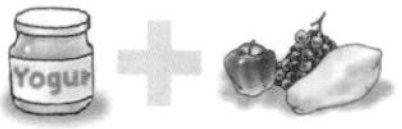

Sat
星期六

茶葉蛋
水炒彩椒
火龍果

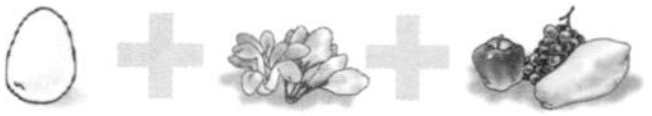

Sun
星期日

豆漿
燕麥片
小番茄

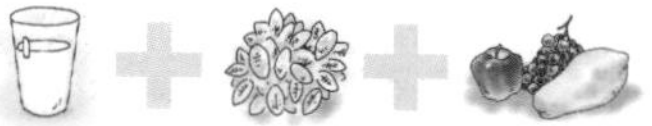

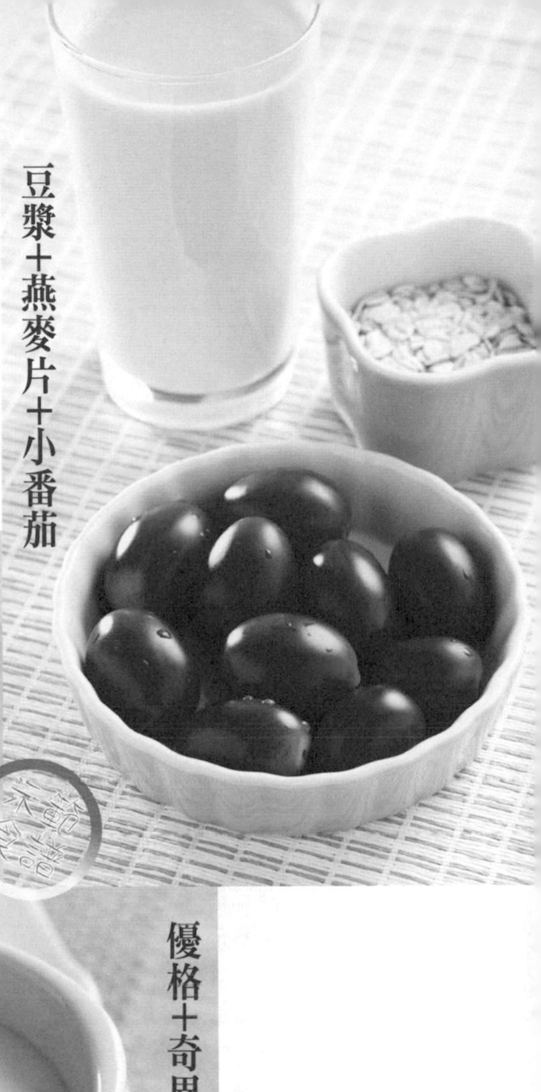

豆漿＋燕麥片＋小番茄

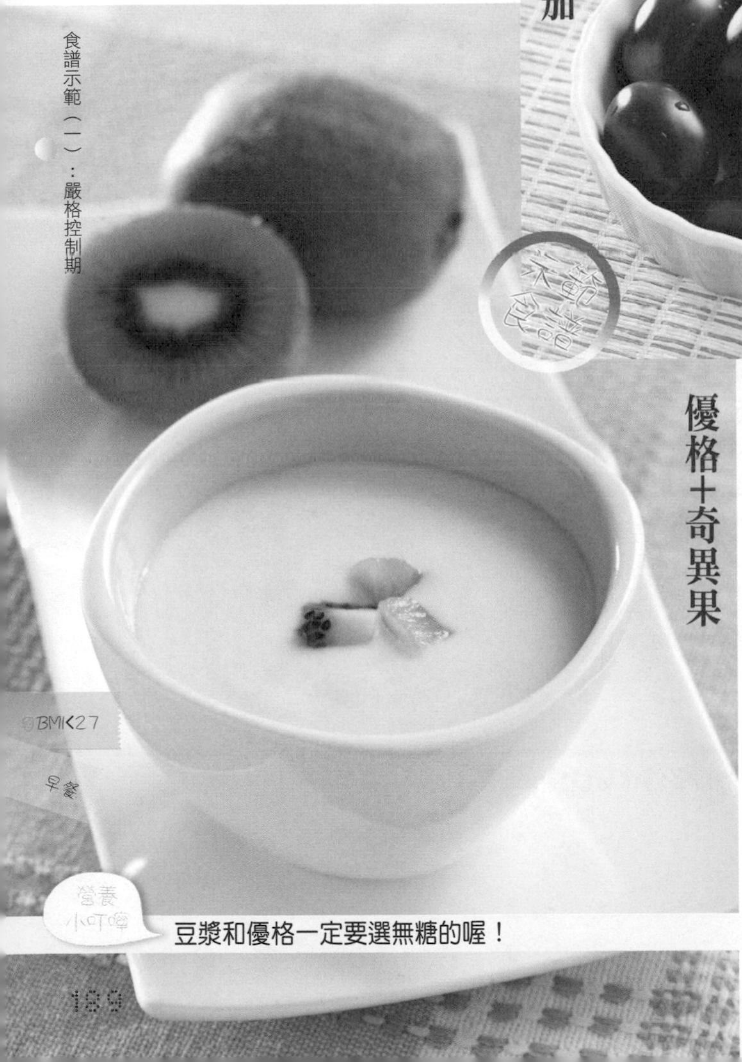

優格＋奇異果

BMI<27

早餐

營養小叮嚀

豆漿和優格一定要選無糖的喔！

男性 / BMI<27 / 午餐

（BMI計算方法請參考p.171
份量請參考p.174）

Mon
星期一

咖哩雞胸肉
燙高麗菜
葡萄

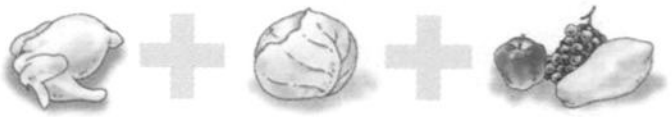

Tue
星期二

冬粉湯
燙地瓜葉
蘋果一顆

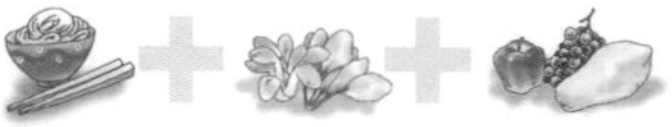

Wed
星期三

涼拌綠竹筍
滷大白菜
葡萄柚

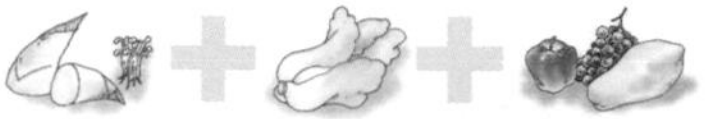

Thu
星期四

咖哩雞胸肉
涼拌秋葵
蘋果

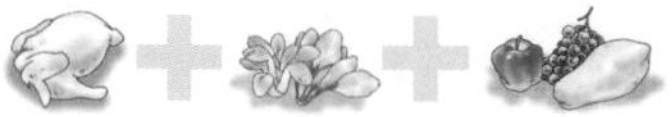

Fri
星期五

起司
蔬菜棒
小番茄

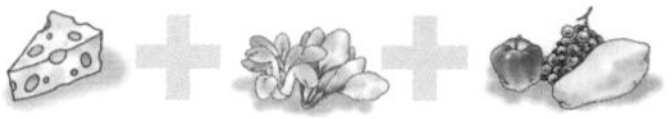

Sat
星期六

水煮黃豆芽
清蒸大黃瓜
蘋果

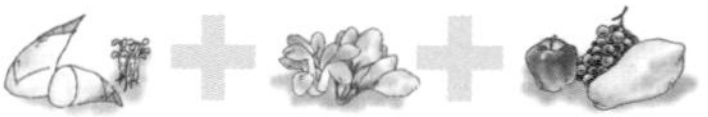

Sun
星期日

泰式酸辣冬粉
炒空心菜
蘋果

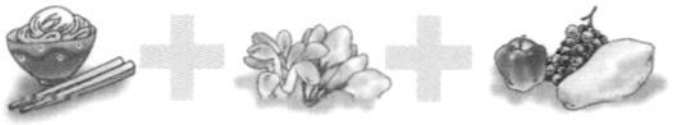

作法示範

泰式酸辣冬粉作法請見 p205

咖哩雞胸

材料： 雞胸肉一塊、紅蘿蔔1/3根、白蘿蔔1/3根、洋蔥1/4顆、咖哩粉適量

作法：

① 雞胸切塊蒸熟，紅、白蘿蔔切塊蒸熟。

② 洋蔥加入咖哩粉炒香，加入水一起熬煮，再加入雞胸和紅、白蘿蔔。

食譜示範

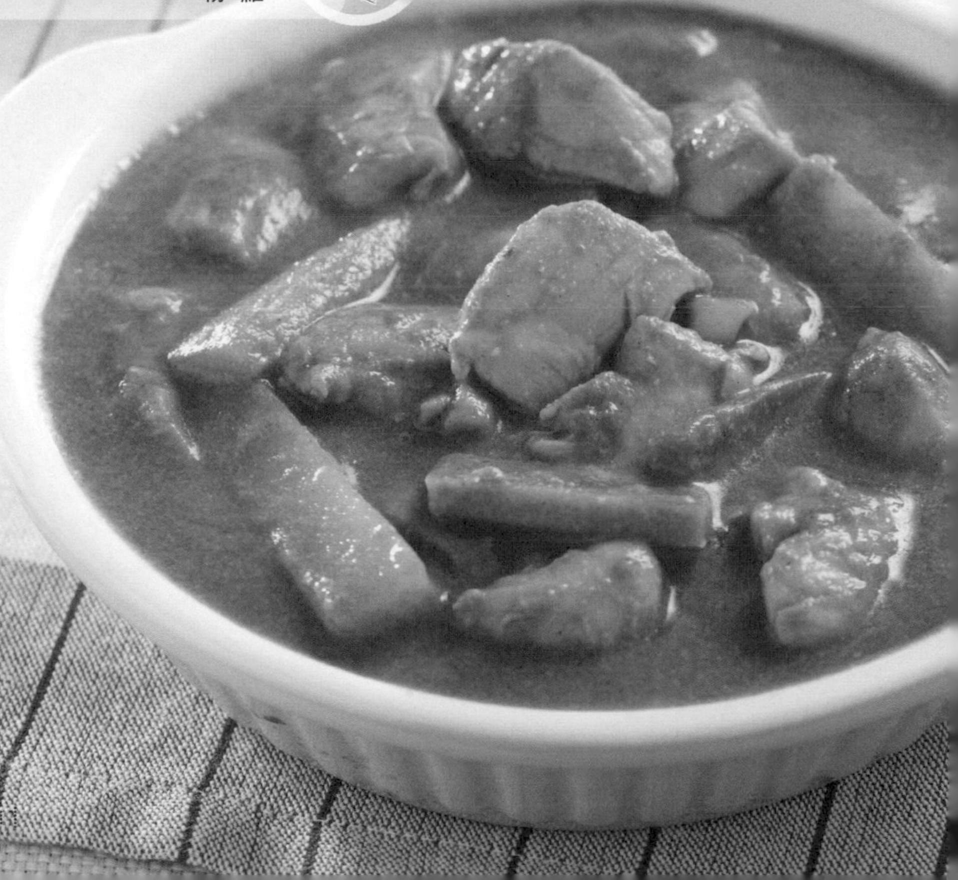

男性 / BMI<27 / 晚餐

〔BMI計算方法請參考p.171
份量請參考p.174〕

Mon 星期一

香煎豆腐
涼拌小黃瓜
小番茄

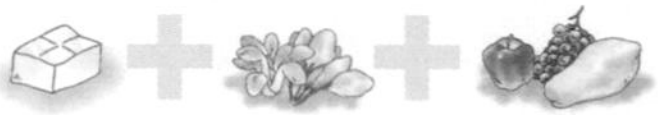

Tue 星期二

番茄牛里
水煮紅蘿蔔
鳳梨

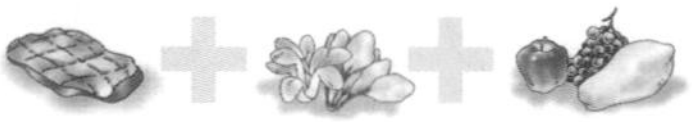

作法示範

番茄牛里作法請見 p206

Wed 星期三

香煎旗魚排
燙萵苣
蘋果

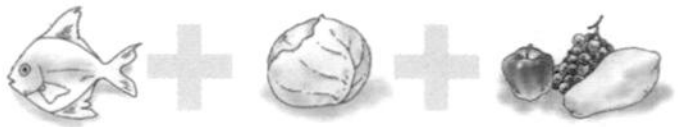

Thu 星期四

紅燒豆腐
清蒸冬瓜
奇異果

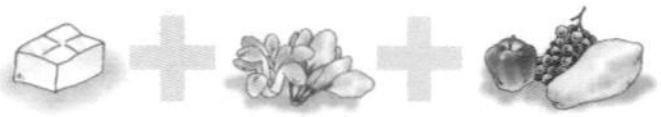

Fri 星期五

番茄炒牛肉
燙空心菜
芒果

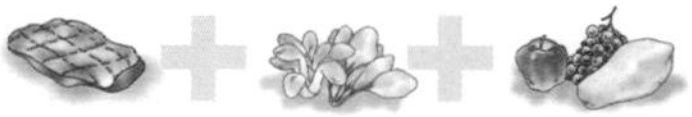

Sat 星期六

鹽烤鮭魚
滷大白菜
梨子

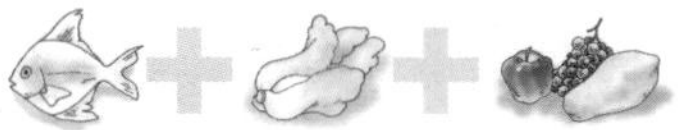

Sun 星期日

烤杏鮑菇
彩椒
葡萄柚

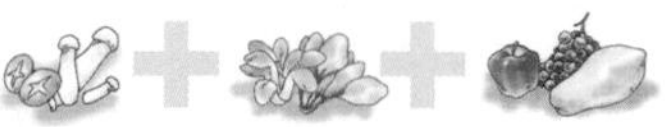

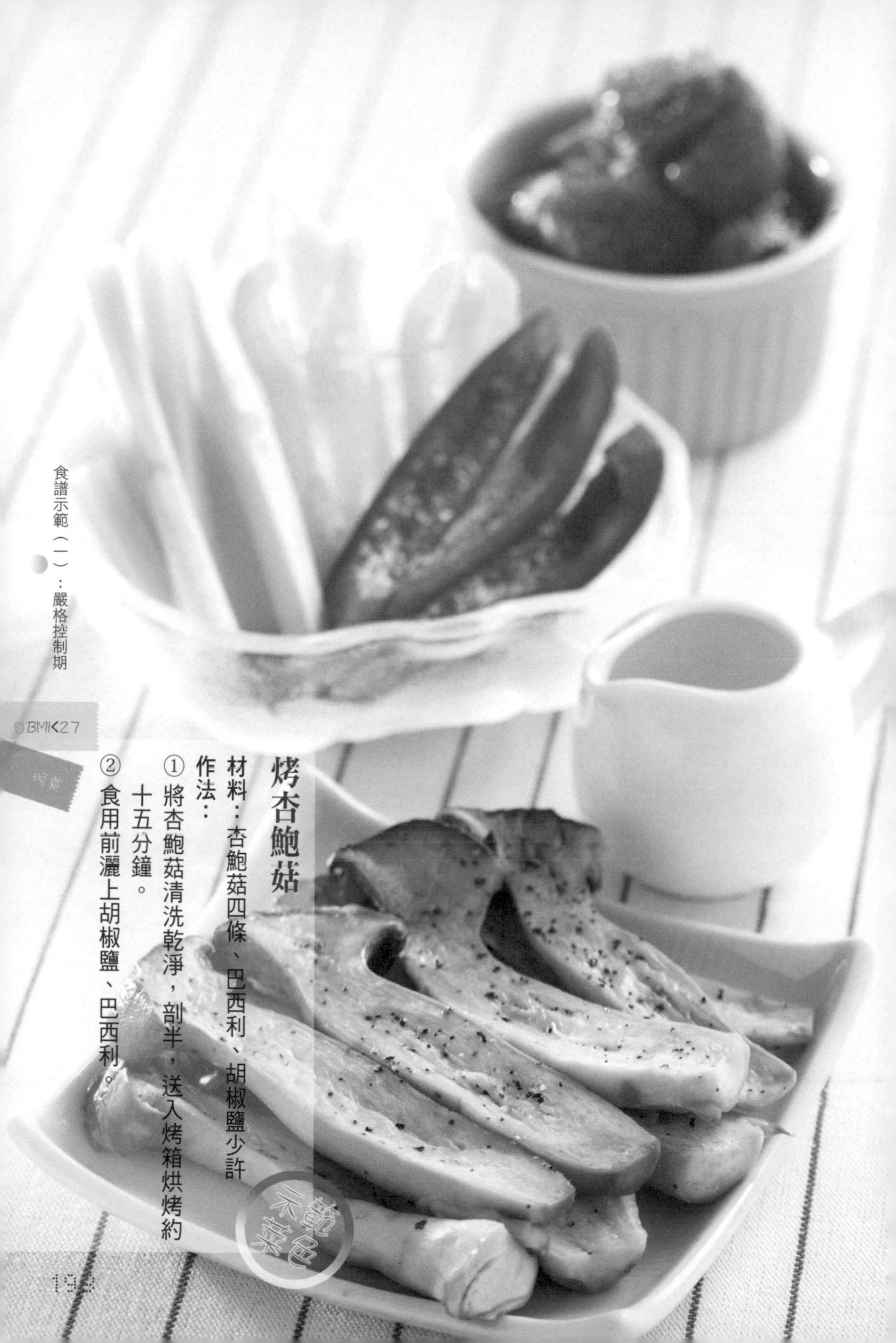

烤杏鮑菇

材料：杏鮑菇四條、巴西利、胡椒鹽少許

作法：

①將杏鮑菇清洗乾淨，剖半，送入烤箱烘烤約十五分鐘。

②食用前灑上胡椒鹽、巴西利。

男性 / BMI≧27 / 早餐〔BMI計算方法請參考p.171 份量請參考p.175〕

Mon 星期一

茶蒸蛋（兩顆）
涼拌小黃瓜
蘋果

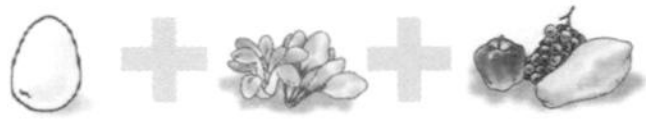

Tue 星期二

優格
奇異果

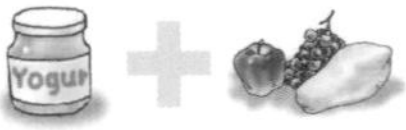

Wed 星期三

黑胡椒雞柳
燙白菜
蘋果

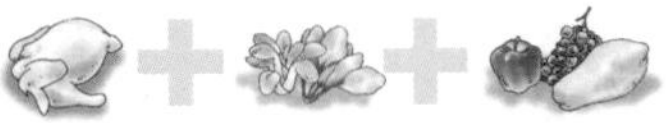

Thu 星期四

豆漿
燕麥片
葡萄

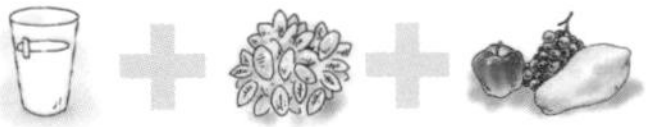

Fri 星期五

優格
蘋果

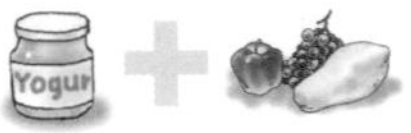

Sat 星期六

水煮雞胸肉
燙空心菜
葡萄柚

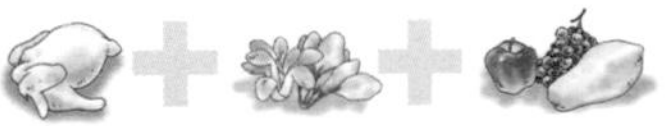

Sun 星期日

豆漿
燕麥片
梨子

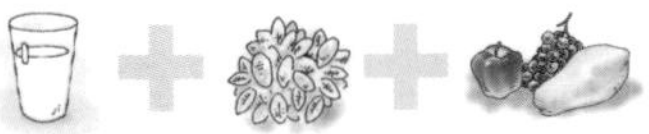

茶蒸蛋

材料：雞蛋一顆、綠茶葉少許

作法：

①將蛋加入綠茶和水打勻。

②放置於容器並送入電鍋蒸煮約十五分鐘至熟。

③可依個人喜好在蒸蛋上灑上彩椒粒。

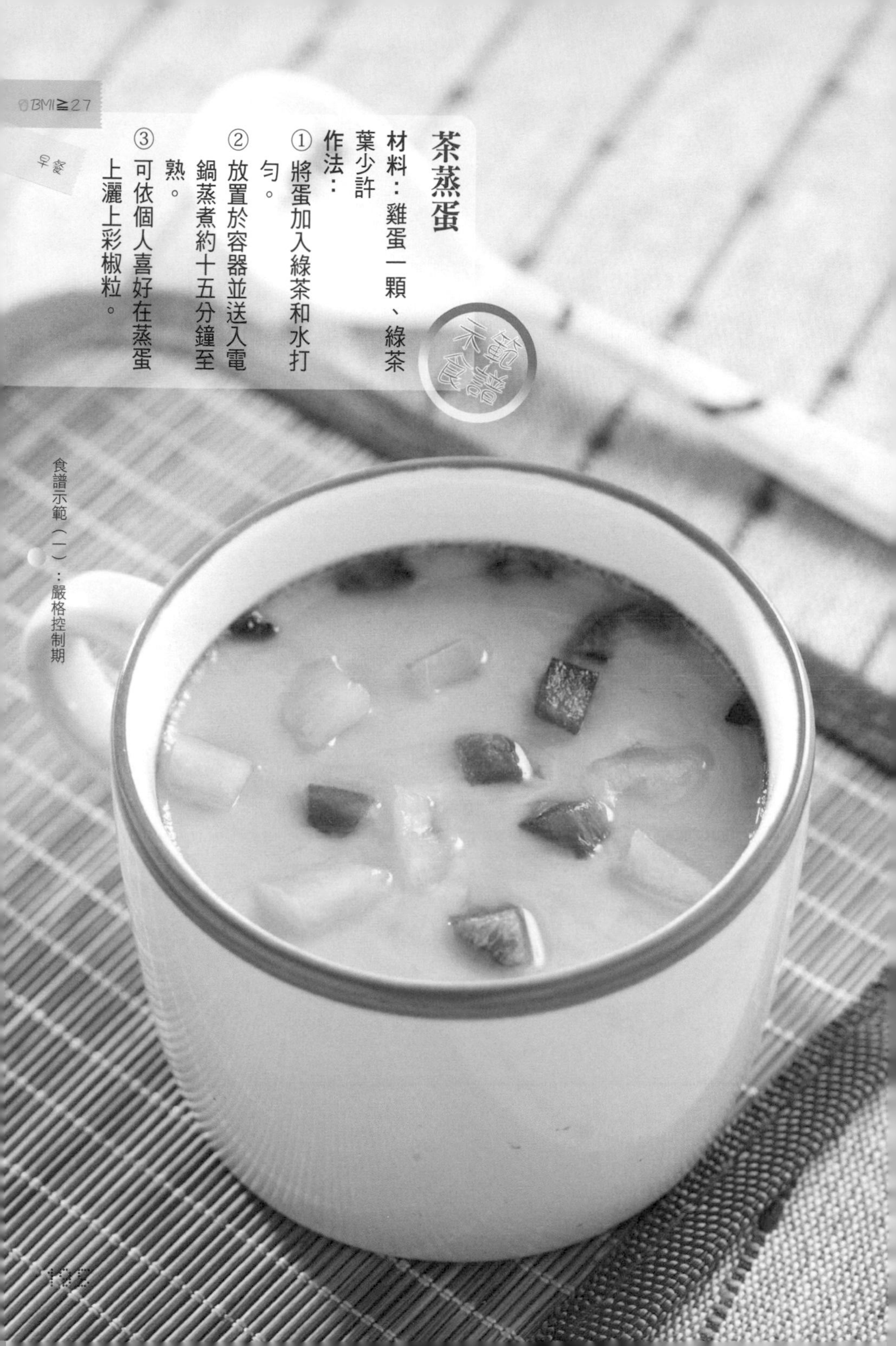

男性 / BMI≧27 / 午餐

BMI計算方法請參考p.171
份量請參考p.175

Mon 星期一

醋烤雞胸肉
滷白菜
奇異果

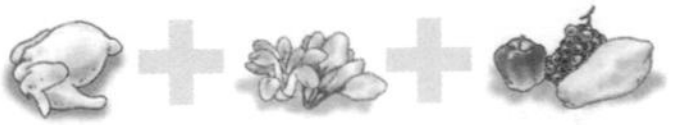

Tue 星期二

冬粉湯
清蒸高麗菜
蘋果

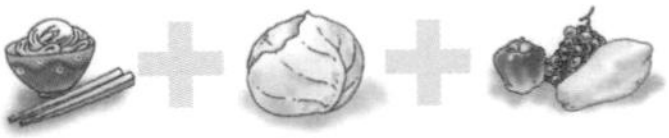

Wed 星期三

香煎豆腐
炒洋蔥
小番茄

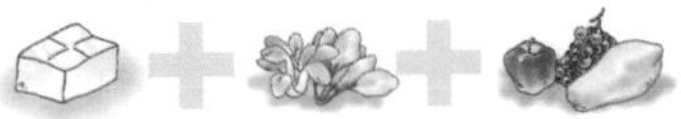

Thu 星期四

醋烤雞肉
蔬菜棒
蘋果

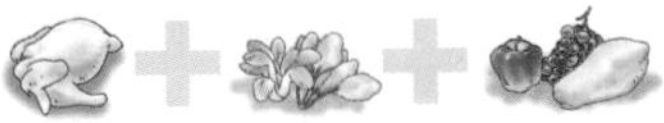

Fri 星期五

泰式酸辣冬粉
炒空心菜
火龍果

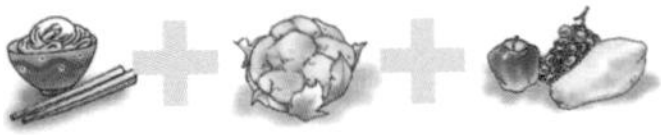

Sat 星期六

紅燒豆腐
炒西洋芹
葡萄

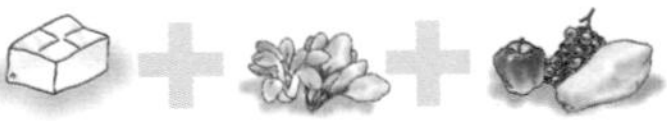

Sun 星期日

炒大香菇
青蔥炒芹菜
蘋果

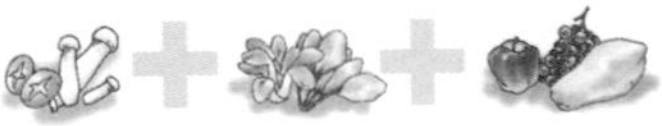

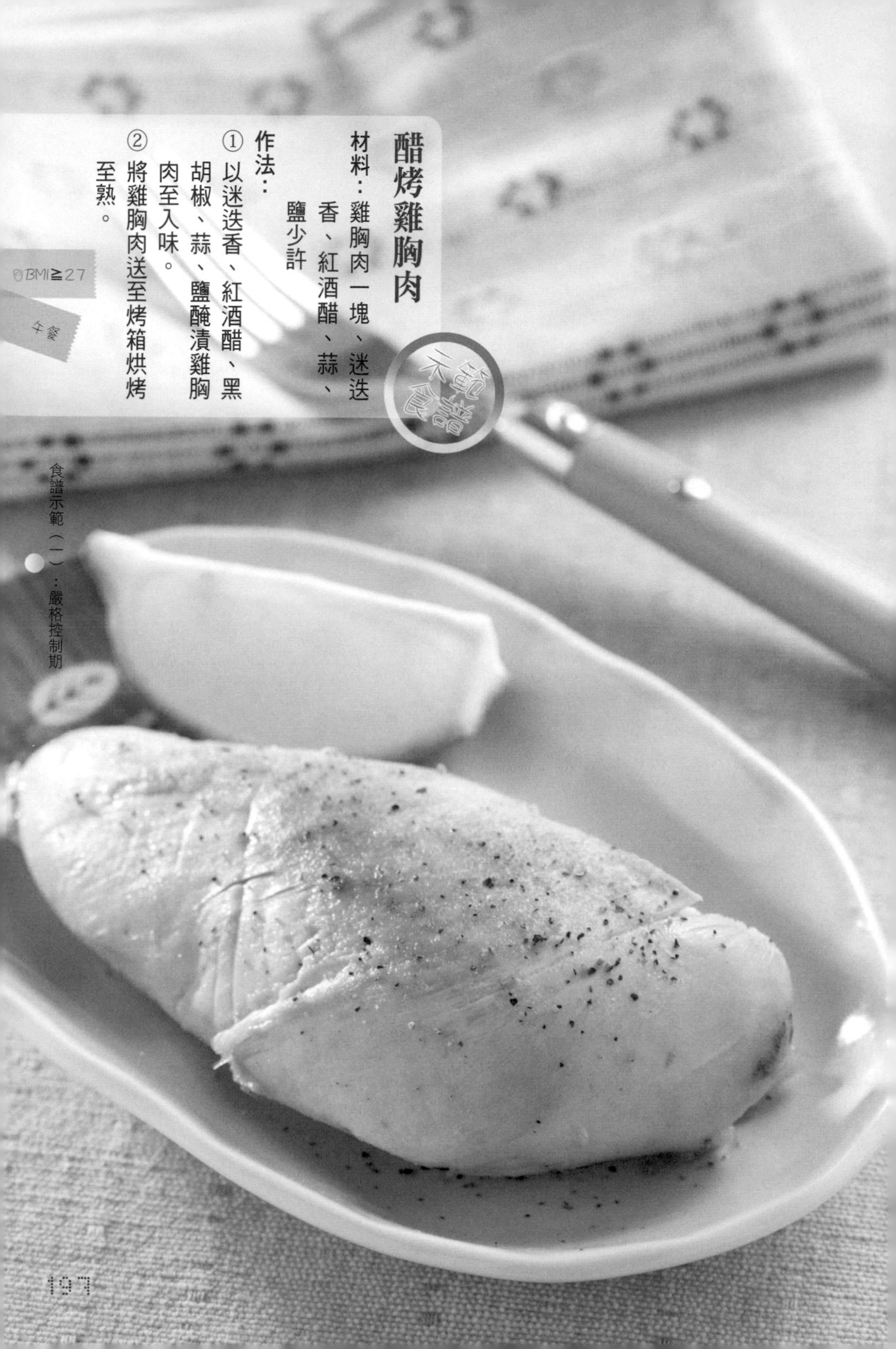

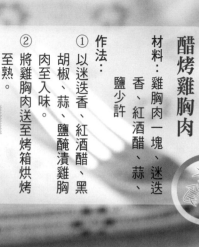

醋烤雞胸肉

示範食譜

材料：雞胸肉一塊、迷迭香、紅酒醋、蒜、鹽少許

作法：

①以迷迭香、紅酒醋、黑胡椒、蒜、鹽醃漬雞胸肉至入味。

②將雞胸肉送至烤箱烘烤至熟。

男性 / BMI≧27 / 晚餐

BMI計算方法請參考p.171
份量請參考p.175

Mon 星期一

炒羊肉
燙地瓜葉
芒果

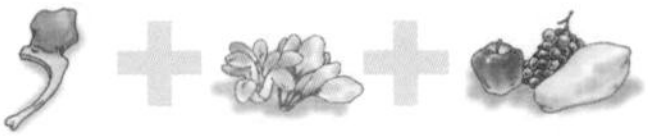

Tue 星期二

水煮鮪魚
涼拌秋葵
葡萄柚

Wed 星期三

起司
水煮白綠花椰
鳳梨

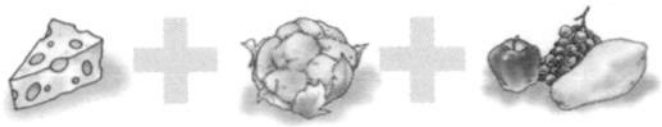

Thu 星期四

烤牛排
水煮紅白蘿蔔
奇異果

Fri 星期五

破布子蒸鱸魚
滷大白菜
梨子

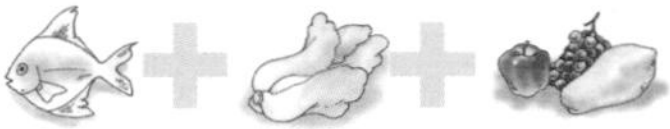

營養小叮嚀

食用時，僅能食用魚肉的部分，不要吃破布子。

Sat 星期六

起司
蔬菜棒
蘋果

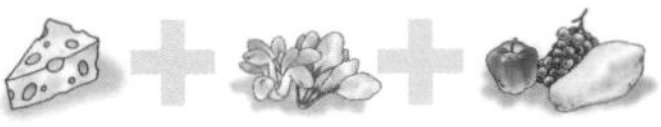

Sun 星期日

炒羊肉
燙空心菜
奇異果

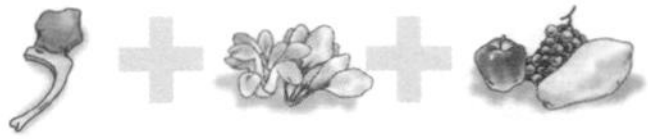

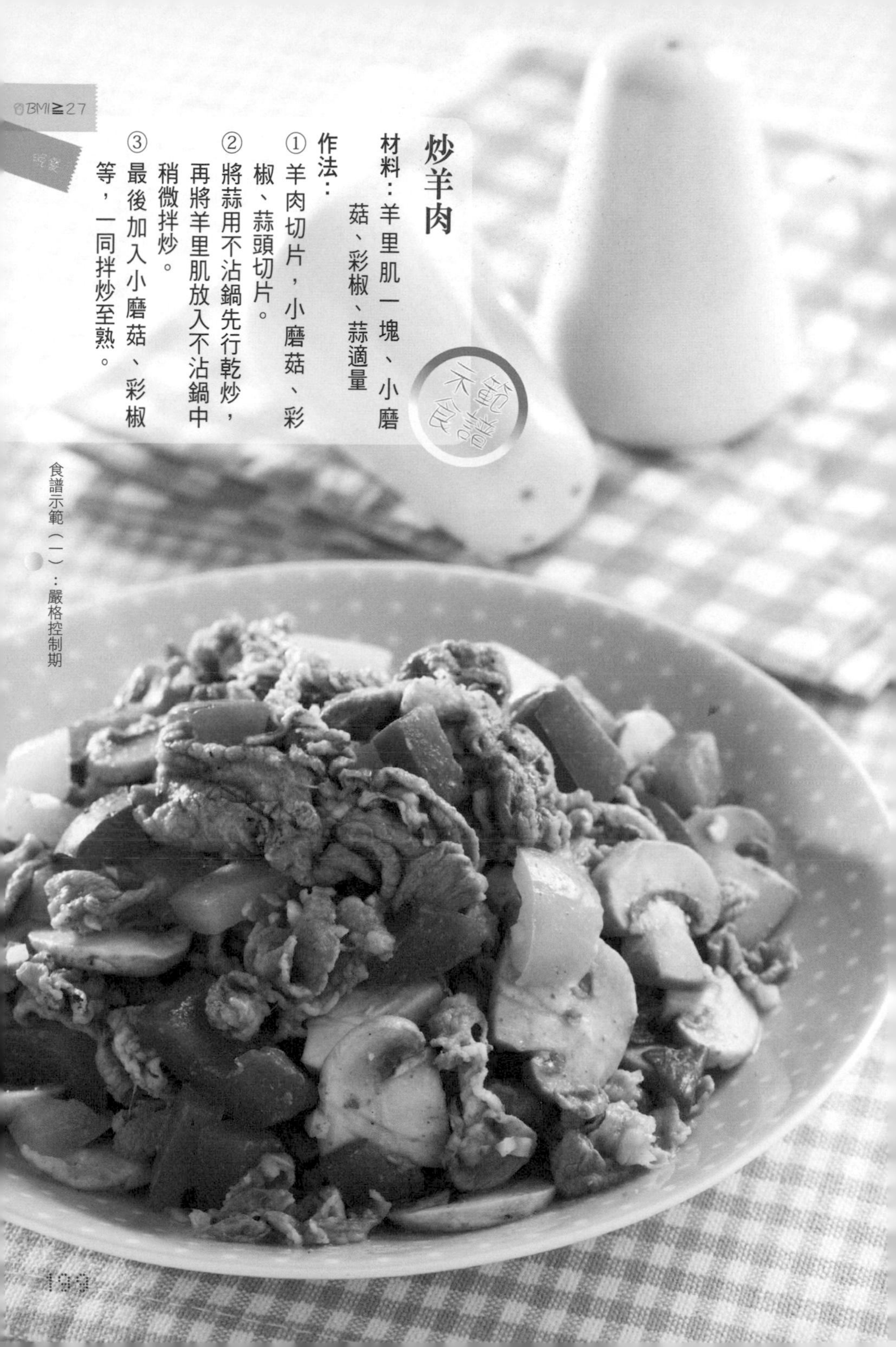

炒羊肉

材料：羊里肌一塊、小磨菇、彩椒、蒜適量

作法：

① 羊肉切片，小磨菇、彩椒、蒜頭切片。

② 將蒜用不沾鍋先行乾炒，再將羊里肌放入不沾鍋中稍微拌炒。

③ 最後加入小磨菇、彩椒等，一同拌炒至熟。

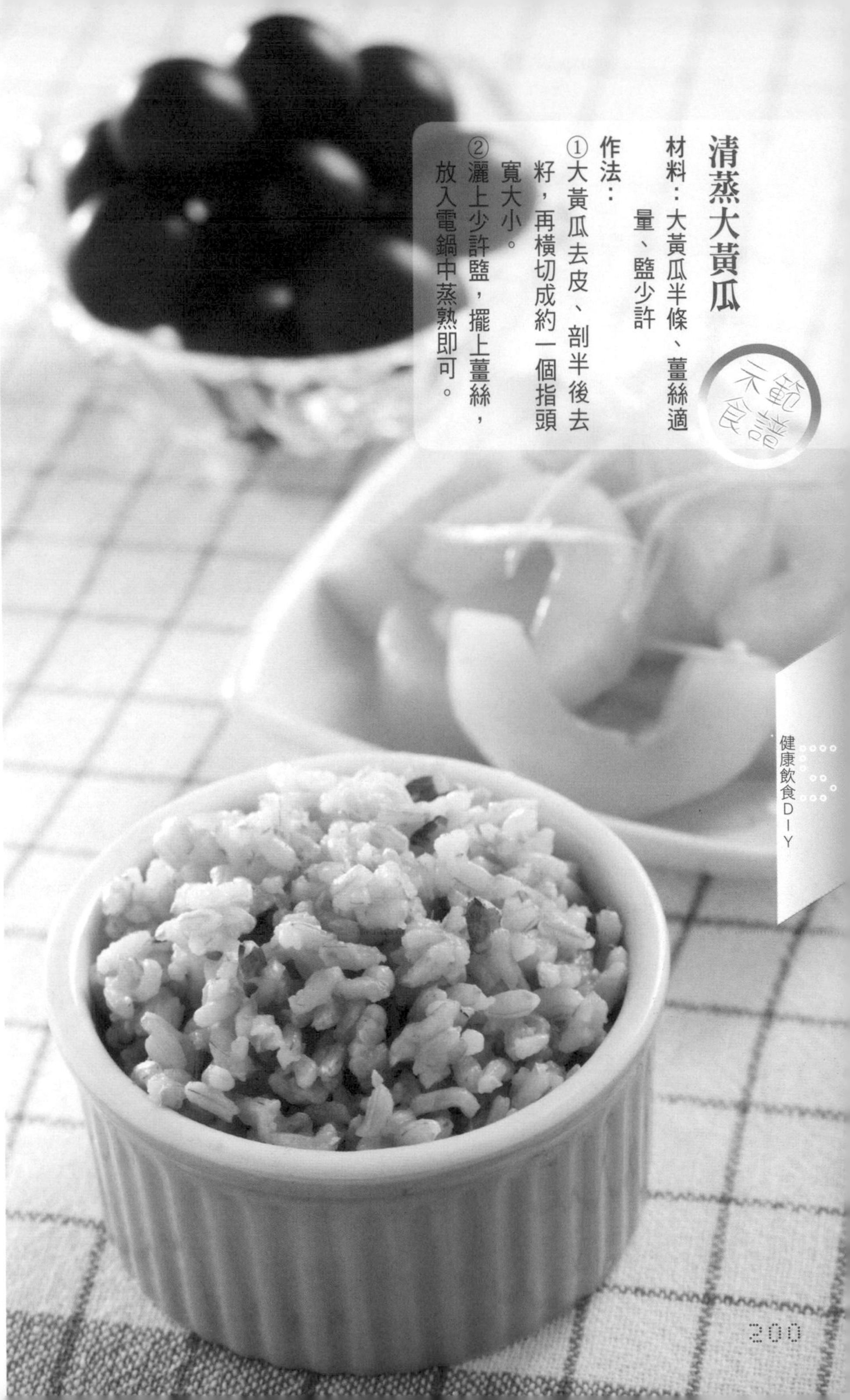

示範食譜

清蒸大黃瓜

材料：大黃瓜半條、薑絲適量、鹽少許

作法：

①大黃瓜去皮、剖半後去籽，再橫切成約一個指頭寬大小。

②灑上少許鹽，擺上薑絲，放入電鍋中蒸熟即可。

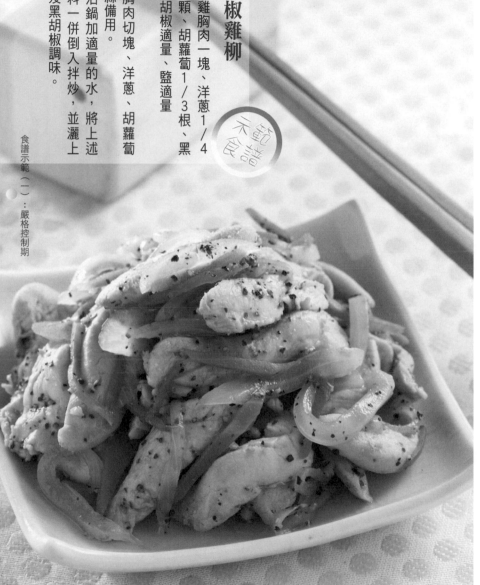

黑胡椒雞柳

示範食譜

材料：雞胸肉一塊、洋蔥1/4顆、胡蘿蔔1/3根、黑胡椒適量、鹽適量

作法：

① 雞胸肉切塊、洋蔥、胡蘿蔔切絲備用。

② 不沾鍋加適量的水，將上述材料一併倒入拌炒，並灑上鹽及黑胡椒調味。

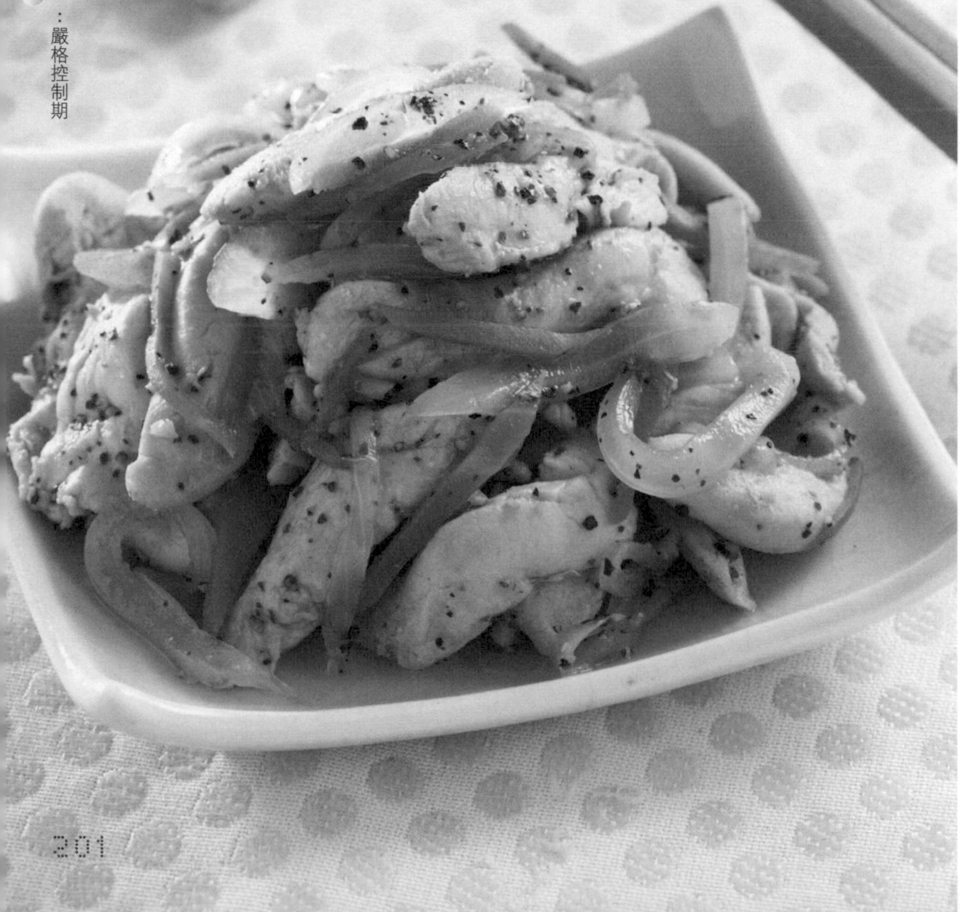

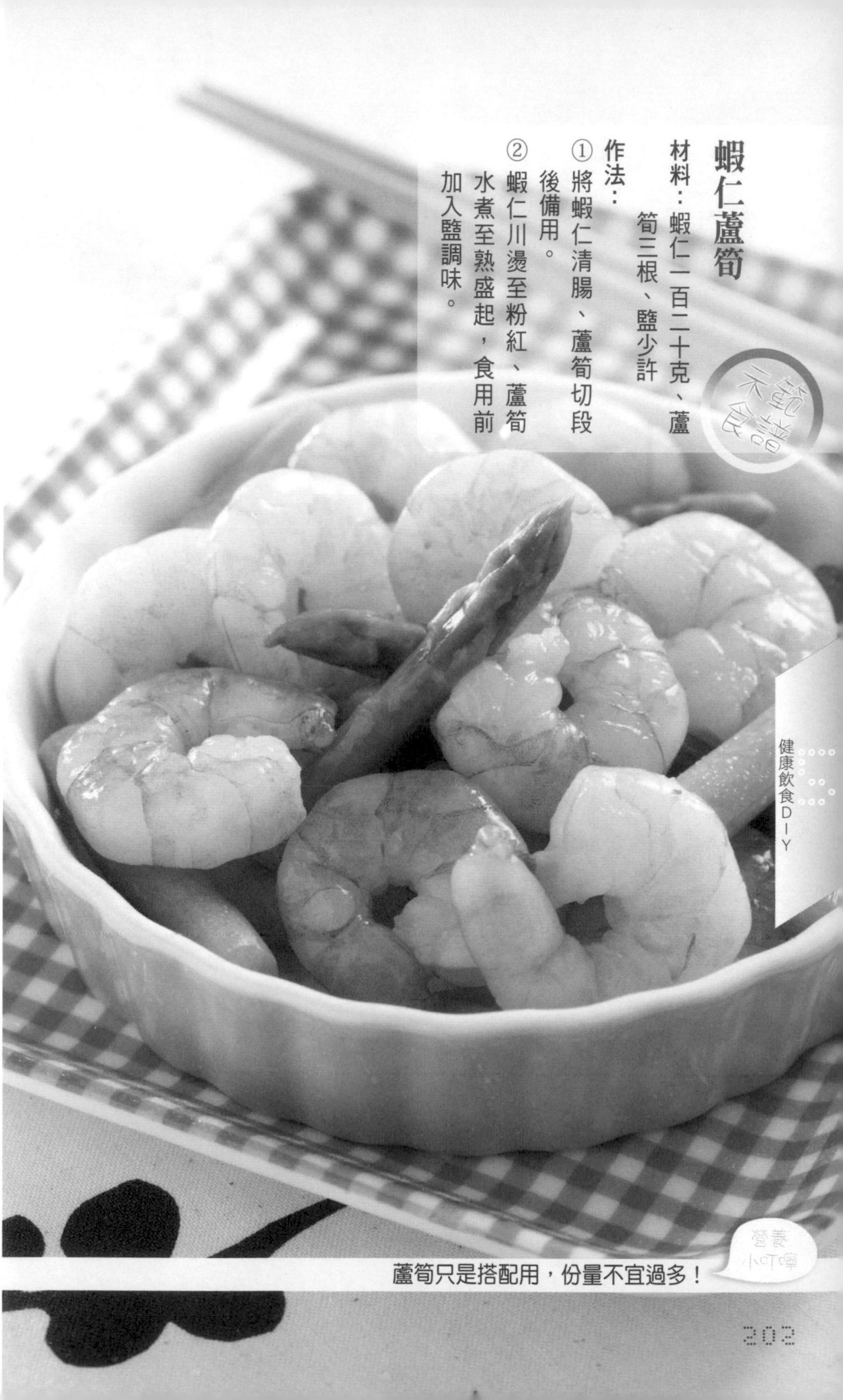

示範食譜

蝦仁蘆筍

材料：蝦仁一百二十克、蘆筍三根、鹽少許

作法：

① 將蝦仁清腸、蘆筍切段後備用。

② 蝦仁川燙至粉紅、蘆筍水煮至熟盛起，食用前加入鹽調味。

營養小叮嚀

蘆筍只是搭配用，份量不宜過多！

示範食譜

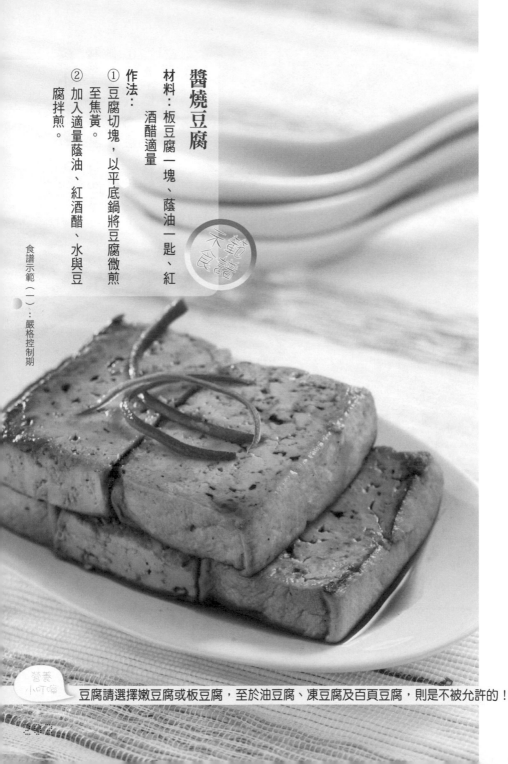

醬燒豆腐

材料：板豆腐一塊、蔭油一匙、紅酒醋適量

作法：

① 豆腐切塊，以平底鍋將豆腐微煎至焦黃。

② 加入適量蔭油、紅酒醋、水與豆腐拌煎。

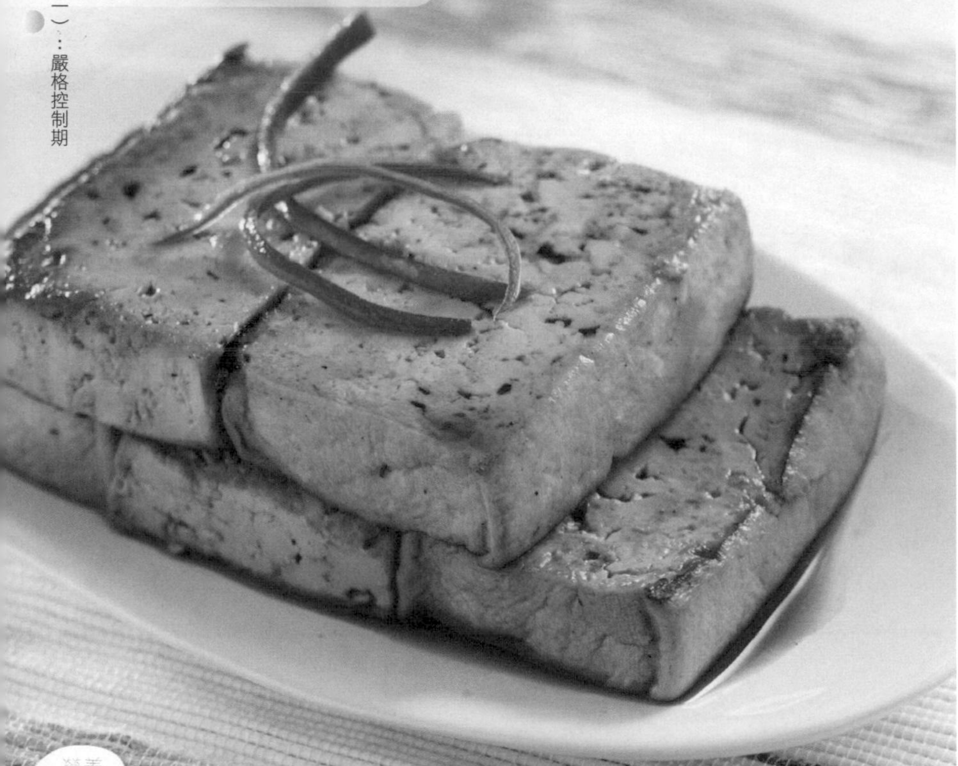

營養小叮嚀

豆腐請選擇嫩豆腐或板豆腐，至於油豆腐、凍豆腐及百頁豆腐，則是不被允許的！

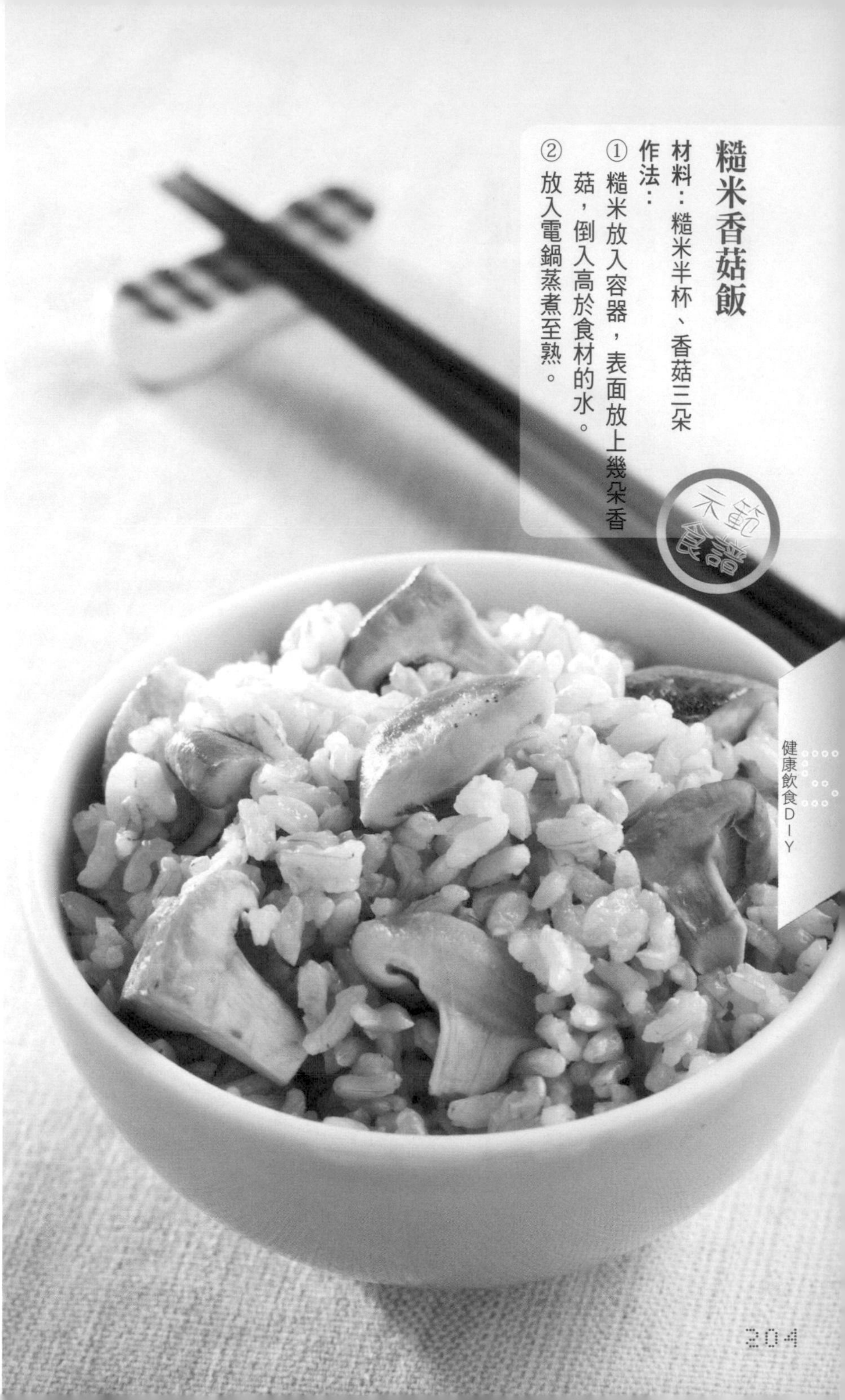

糙米香菇飯

示範食譜

材料：糙米半杯、香菇三朵

作法：

①糙米放入容器，表面放上幾朵香菇，倒入高於食材的水。

②放入電鍋蒸煮至熟。

泰式酸辣冬粉

材料：冬粉一把、鴻禧菇少許、大蒜、辣椒、香茅、檸檬葉、香菜、番茄、九層塔、檸檬汁一小匙、鹽

作法：

①冬粉燙熟、鴻禧菇川燙撈起放涼。

②大蒜、辣椒、香茅、檸檬葉、香菜切碎，番茄切丁，加入冬粉一起拌勻。

③食用前加入檸檬汁和鹽調味即可。

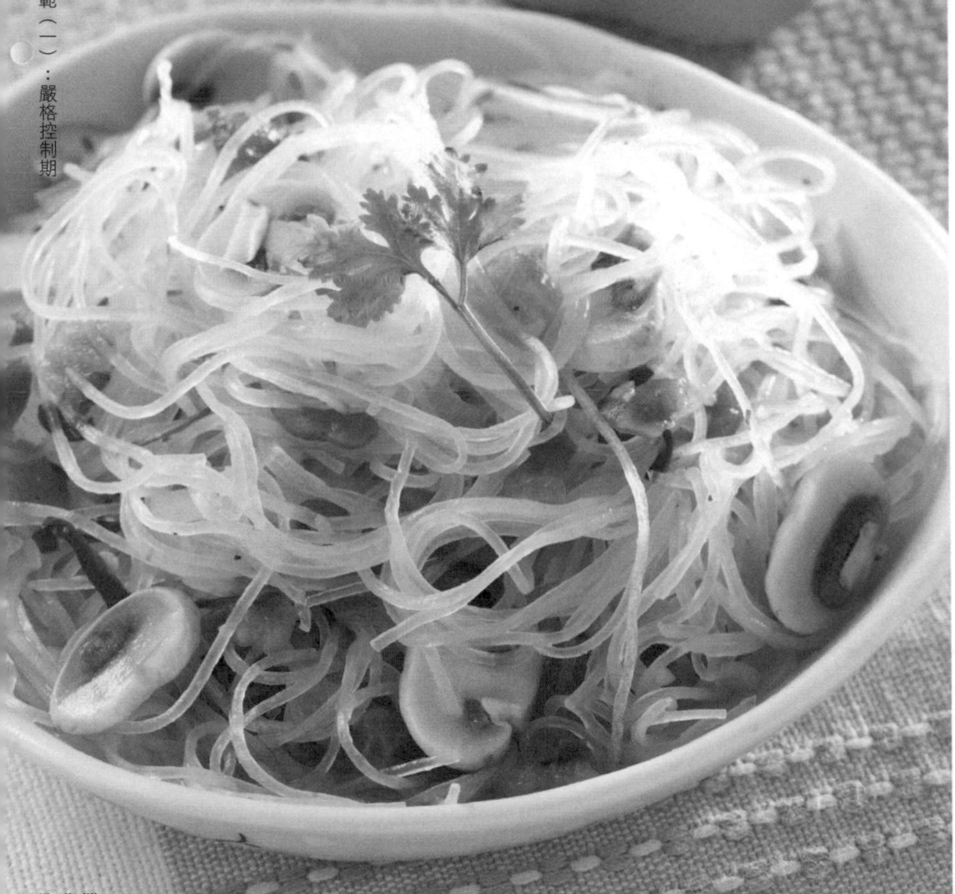

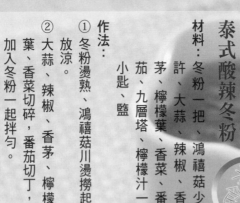

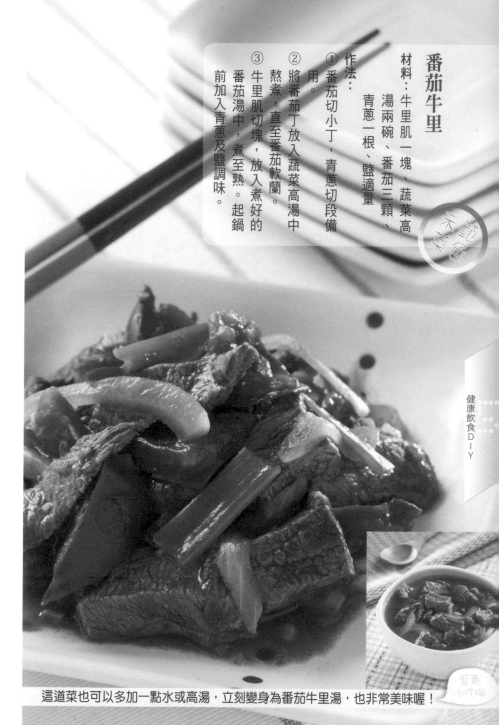

番茄牛里

材料：牛里肌一塊、蔬菜高湯兩碗、番茄三顆、青蔥一根、鹽適量

作法：

①番茄切小丁，青蔥切段備用。

②將番茄丁放入蔬菜高湯中熬煮，直至番茄軟爛。

③牛里肌切塊，放入煮好的番茄湯中，煮至熟。起鍋前加入青蔥及鹽調味。

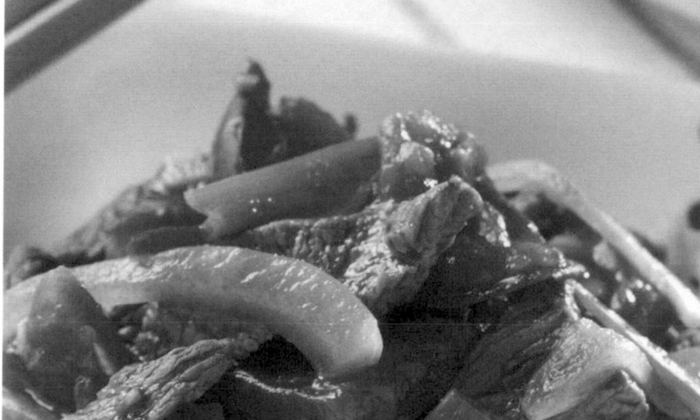

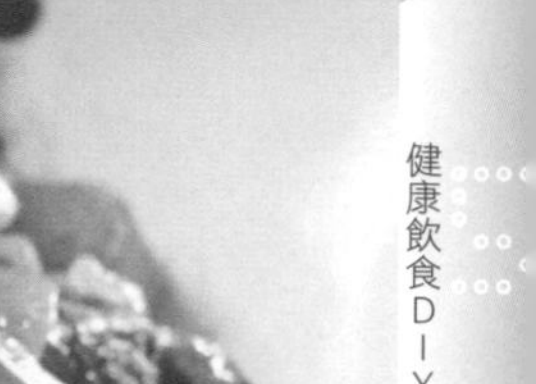

營養小叮嚀

這道菜也可以多加一點水或高湯，立刻變身為番茄牛里湯，也非常美味喔！

食譜示範（二）：進階調適期

在這段期間，每天可以食用三茶匙的油，所以菜色及烹調法可以有更多變化。此外，在用餐時的食用順序上，也可以不像嚴格控制期那麼嚴格了，因此在作菜時，你可以把蛋白質、蔬菜放在一起做成一道菜，也非常美味！

在這裡，每個人可以自己體型適合的份量來烹調食物。份量的依據請參考第一七二～一七五頁。

示範食譜

法式薑香南瓜濃湯

材料： 南瓜、洋蔥、大蒜、紅蘿蔔、薑、水、百里香、義大利香料

作法：

①洋蔥切絲、大蒜切碎、紅蘿蔔切片、薑切碎。

②炒香洋蔥、大蒜、薑，加入香料，再放入紅蘿蔔炒至軟；加水將材料煮爛。

③用果汁機將所有材料攪打成泥，再依喜好加水調整湯的濃度，食用前以椒鹽調味即可。

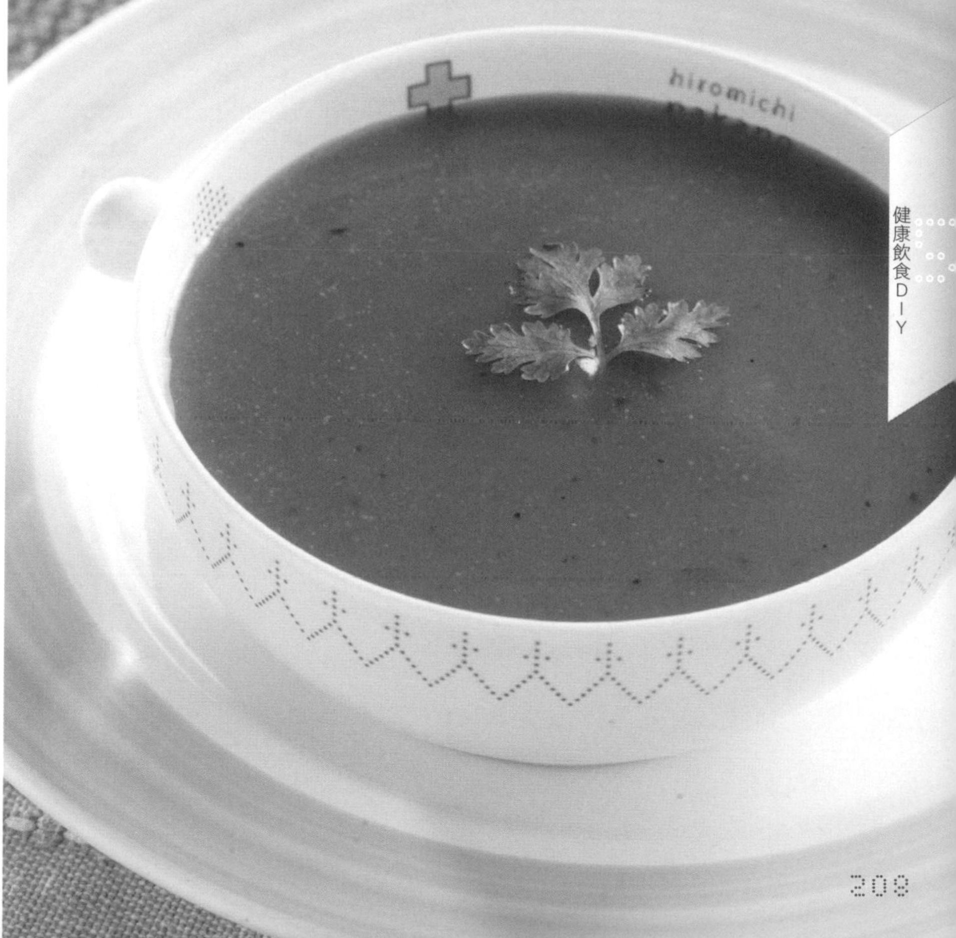

越南炒蛋

食譜示範

材料：兩顆蛋、番茄、青蔥、小黃瓜、辣椒半根、蒜頭一顆、薑、檸檬汁、醬油一茶匙、醋一茶匙

作法：

①將蕃茄和小黃瓜切丁、青蔥切段、辣椒和蒜頭切末、薑切絲備用。

②將蛋打散倒入不沾鍋快速翻炒。

③將做法一所有材料混合，鋪於底盤再將炒蛋放上。

④視個人口味加入醋、醬油和檸檬汁調味。

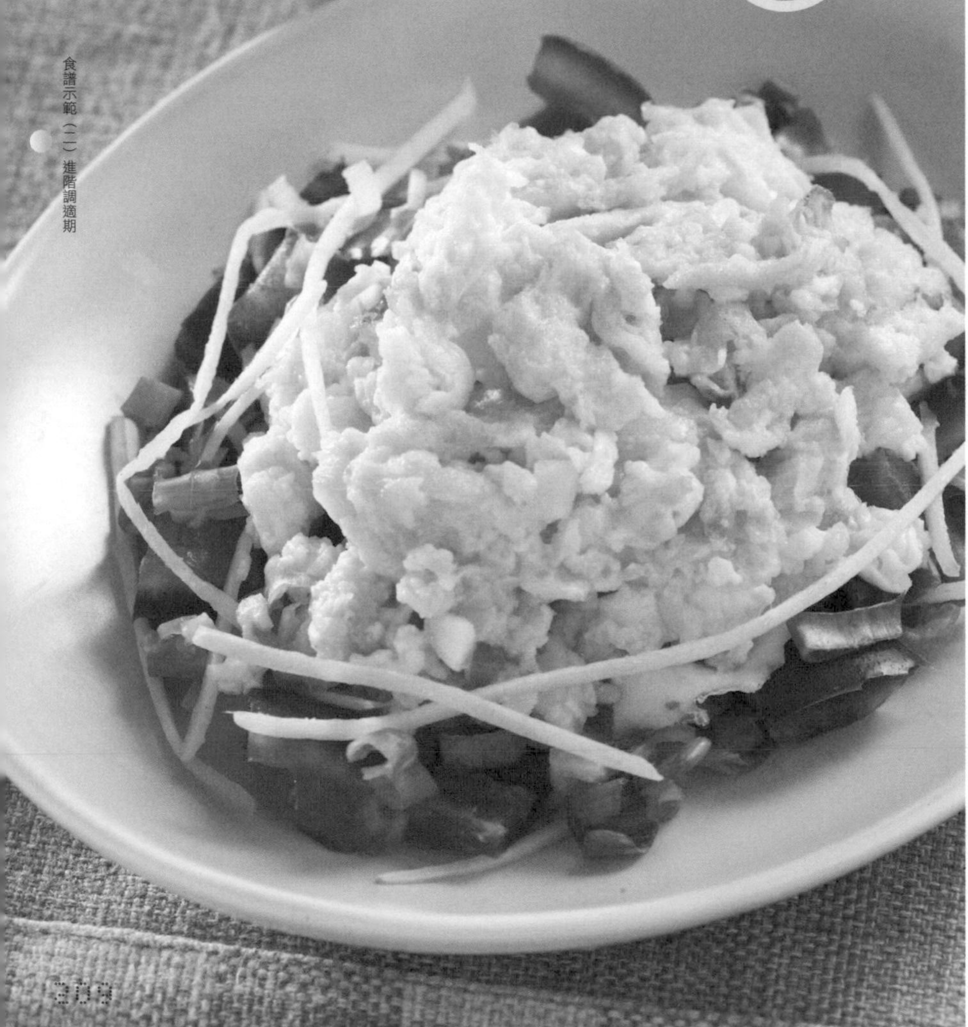

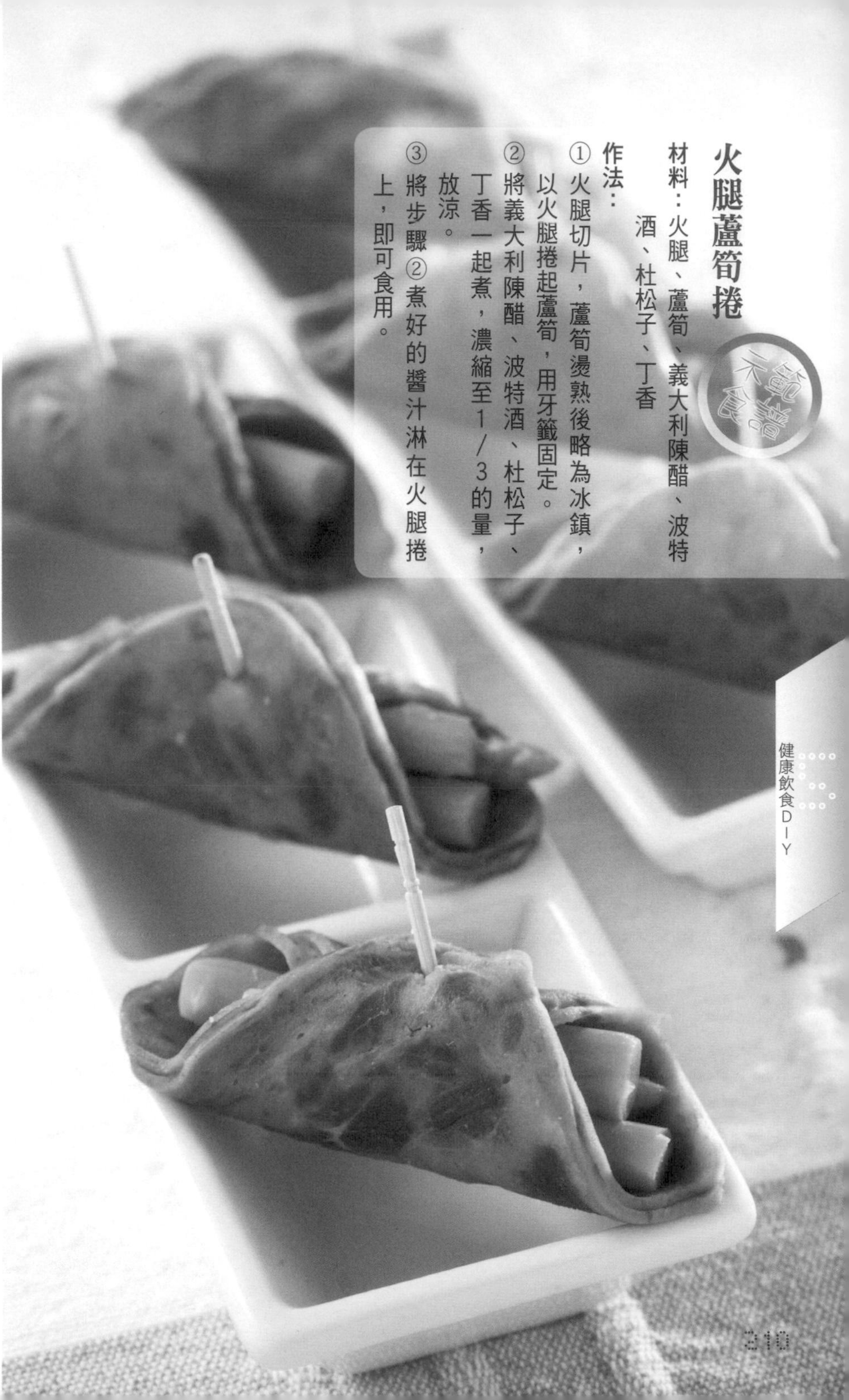

火腿蘆筍捲

材料： 火腿、蘆筍、義大利陳醋、波特酒、杜松子、丁香

作法：

①火腿切片，蘆筍燙熟後略為冰鎮，以火腿捲起蘆筍，用牙籤固定。

②將義大利陳醋、波特酒、杜松子、丁香一起煮，濃縮至1／3的量，放涼。

③將步驟②煮好的醬汁淋在火腿捲上，即可食用。

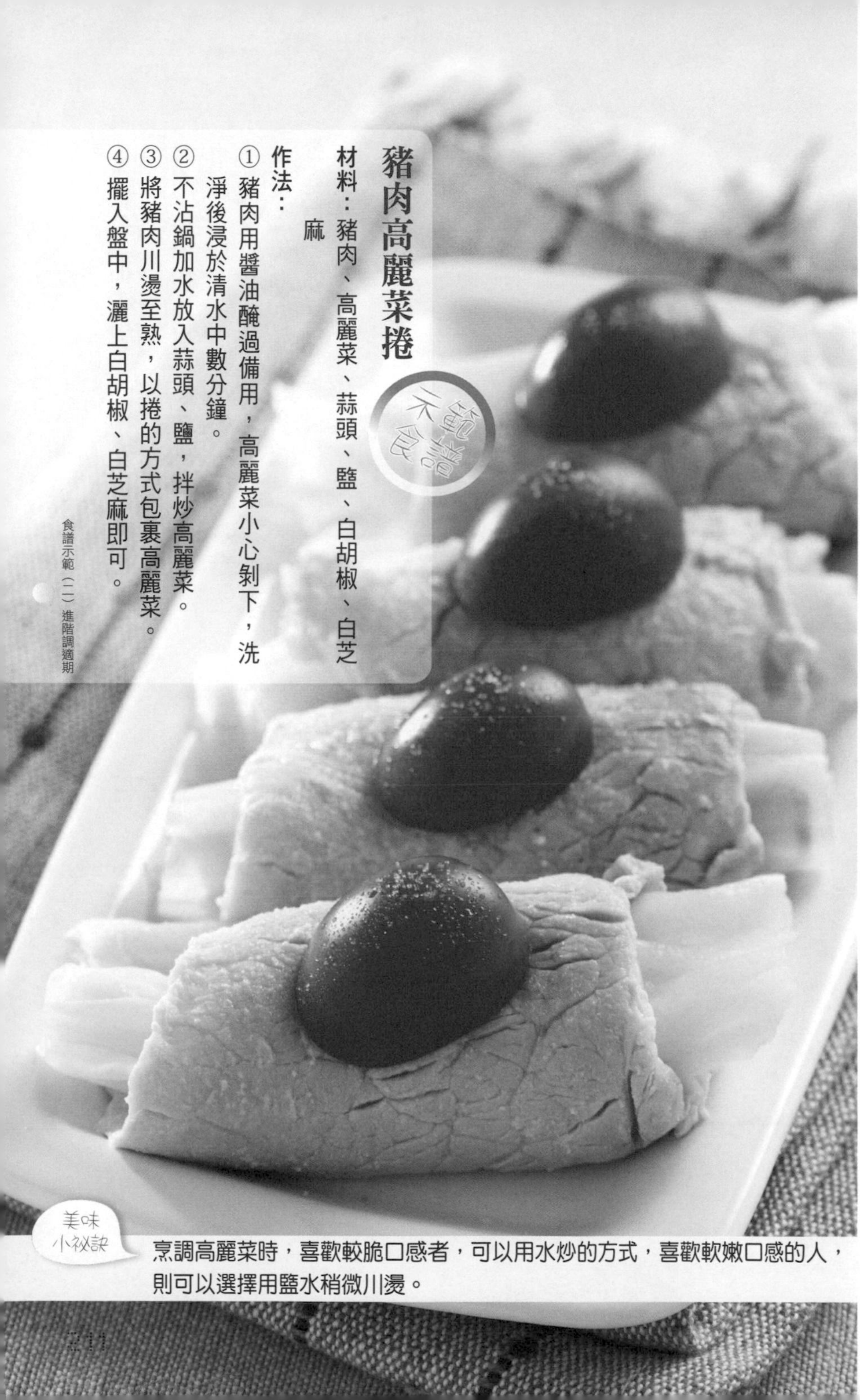

豬肉高麗菜捲

示範食譜

材料：豬肉、高麗菜、蒜頭、鹽、白胡椒、白芝麻

作法：

① 豬肉用醬油醃過備用，高麗菜小心剝下，洗淨後浸於清水中數分鐘。

② 不沾鍋加水放入蒜頭、鹽，拌炒高麗菜。

③ 將豬肉川燙至熟，以捲的方式包裹高麗菜。

④ 擺入盤中，灑上白胡椒、白芝麻即可。

美味小祕訣

烹調高麗菜時，喜歡較脆口感者，可以用水炒的方式，喜歡軟嫩口感的人，則可以選擇用鹽水稍微川燙。

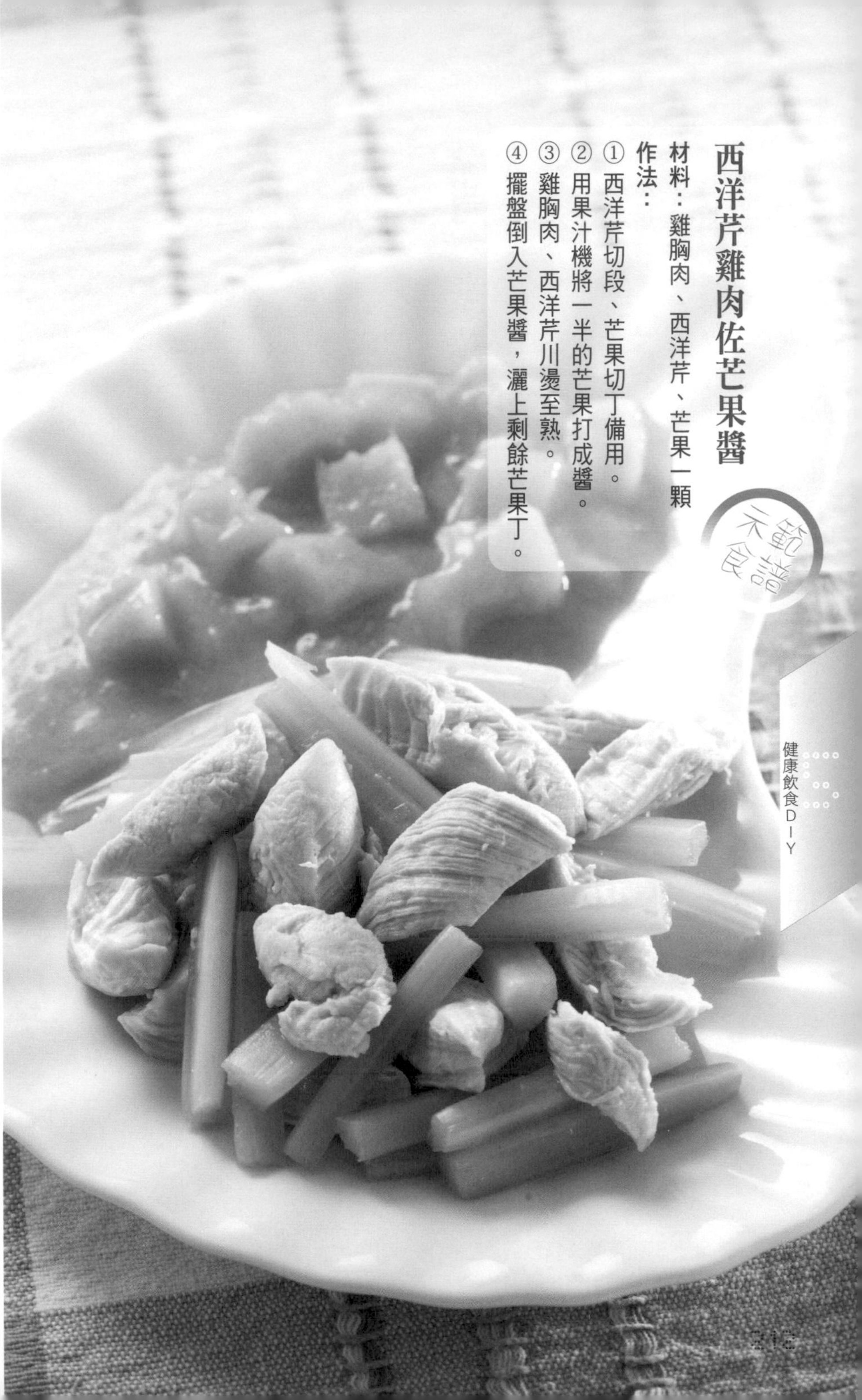

示範食譜

西洋芹雞肉佐芒果醬

材料：雞胸肉、西洋芹、芒果一顆

作法：

① 西洋芹切段、芒果切丁備用。
② 用果汁機將一半的芒果打成醬。
③ 雞胸肉、西洋芹川燙至熟。
④ 擺盤倒入芒果醬，灑上剩餘芒果丁。

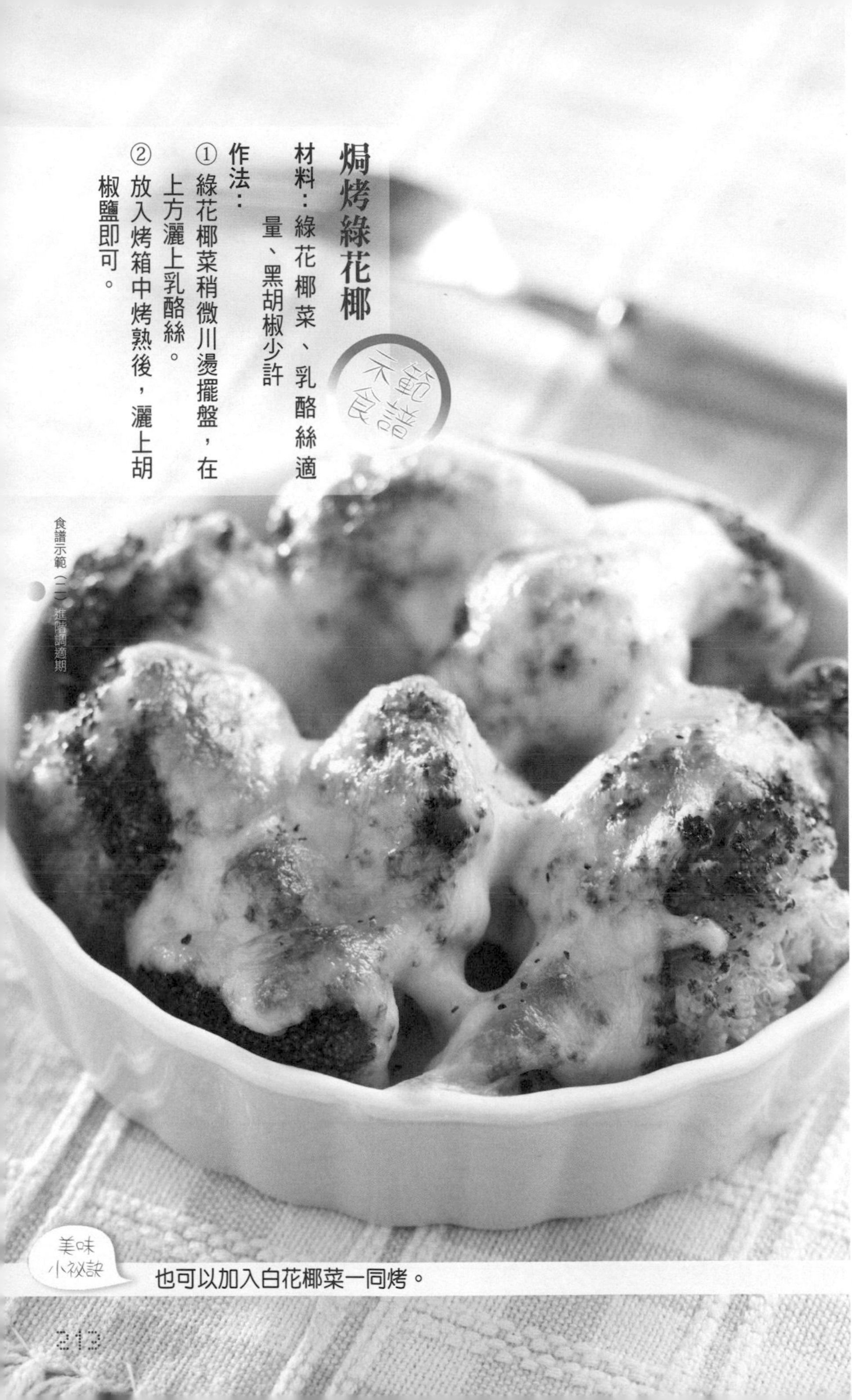

焗烤綠花椰

示範食譜

材料：綠花椰菜、乳酪絲適量、黑胡椒少許

作法：

① 綠花椰菜稍微川燙擺盤，在上方灑上乳酪絲。

② 放入烤箱中烤熟後，灑上胡椒鹽即可。

美味小祕訣　也可以加入白花椰菜一同烤。

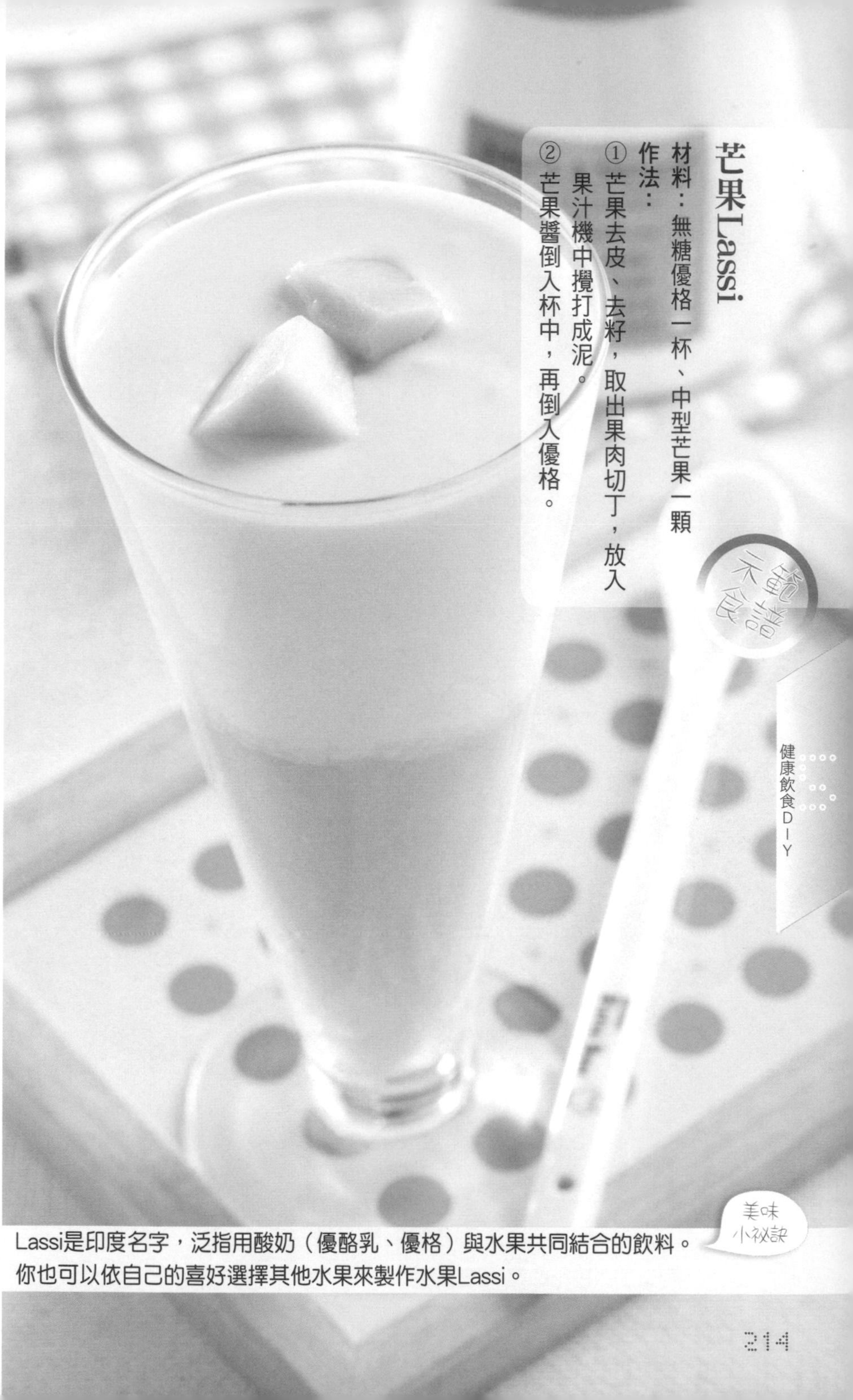

芒果Lassi

材料：無糖優格一杯、中型芒果一顆

作法：

① 芒果去皮、去籽，取出果肉切丁，放入果汁機中攪打成泥。

② 芒果醬倒入杯中，再倒入優格。

示範食譜

美味小祕訣

Lassi是印度名字，泛指用酸奶（優酪乳、優格）與水果共同結合的飲料。你也可以依自己的喜好選擇其他水果來製作水果Lassi。

附錄

代謝平衡健康方案執行經驗分享

代謝平衡健康方案執行者最關心的問題

這是一套易執行、又有效的健康減肥法

附錄一

代謝平衡健康方案執行經驗分享

來自德國的網站留言

大部份時間我都覺得很好，我不再有腹脹及脹氣，而且排便也變規律了，一週來我已減三公斤，剛開始時我也幾乎每天頭痛及膝蓋無力，希望會愈來愈好。

---Luciesmum

開始執行代謝平衡計畫才三天，已減少四公斤，這讓我很驚訝。我有很嚴格的遵守計劃執行。此外我每天都會散步三次。

-------Karin

我已開始執行代謝平衡方案五天了，我感覺真的很好，兩天前已經開始可以熟睡了（以前都會失眠）。

---Helga

我在執行這套方法之前，有嚴重的睡眠干擾問題，但是自從開始執行後（現在是第九週）睡得更好了，即使深夜起來如廁後也能馬上入睡。我現在很滿意目前的狀況，我的血糖值已降一半，血壓也下降，體重減了十三點五公斤。

---Alien

我現在是在維持期已將近一年了，體重維持在一至二公斤之間波動，有時增加有時減少。我每週慢跑三次，做一次瑜珈，如果不做運動體重也一樣。我很幸運，（經過血液分析後）我能吃的食物都是我想吃的食物，我不會想念麵、馬鈴薯及蛋糕，雖然以前我也吃這些。自從開始執行代謝平衡飲食計畫後，我知道什麼是「享受」。每一餐我都覺得很美味、很滿意。就生理上來說，我的身體從來沒有過這麼好的感覺。自從開始執行這套方法後，從來沒有生病過，而且服用了超過二十年的高血壓藥也不用再吃了。營養師為我安排的飲食計畫中的食物，不但沒有限制我，反而讓我擁有比以前更多樣的選擇，藉此我也享受到更多美味食物。

---MaLuise

我的一位朋友，她在兩年前減了三十九公斤，這段時間內她都將體重維持著。我想很多人都把代謝平衡飲食法視為減肥的食譜，但如果這麼想，一樣的也

會有溜溜球的效應，因為他們不了解，人們應該要理智的攝取營養。他們應該自己問自己，是什麼原因導致體重過重，我認為是「錯誤的食物」。我相信用正確的態度可以讓這套方法的效果更完美。

——kleo

我從二〇〇八年九月到現在已減了十六公斤，在聖誕節期間在遵守一些規則下大吃大喝了一至二次，我可以確認，在我隨意吃時如果沒有喝足夠的水就會很糟糕，當我有喝足夠的水，那一切都會進行的很好，體重不會增加，腸道消化得也很好。

我自己也發現，我是屬於不能將大量巧克力往肚子塞的那一類型，所以只當我非常饑餓時才會吃巧克力，否則就不理會它，等到用餐時間到了才進食。總而言之對我來說一切都進行的很好，而且我也相信，人們是可以將體重保持的，只要繼續遵守這些規則。我也認識一些這樣的人，他們可以吃自己想要吃的食物卻不會增胖，我不屬於這類型。我現在要進入第三階段，希望將剩餘的四至五公斤減掉。經過聖誕節一、二次違規的大餐後，我很高興明天又可以享受我的MB食物了，它讓人不會吃太飽，而且非常明顯的皮膚都變好了。

——Nini

附錄二

代謝平衡健康方案執行者最關心的問題

常見問題Q&A

Q1 我要如何開始執行代謝平衡健康飲食法？

A 無論執行什麼方案一定要知道它的原理，以及為什麼要這麼做，在有對基礎原理的了解和強烈動機之下從事的計畫，才不會半途而廢，才會成功。

在德國，這套方法直接稱為「代謝平衡」（metabolic balance，簡稱ＭＢ）。要深入了解這套計畫，除了這本書提供給你的資訊之外，你還可以透過德國ＭＢ在台灣的分公司——喜悅健康診所，取得ＭＢ個人化飲食處方的相關資訊。

如果你居住於外地，也可透過世界其他地區分公司來獲得協助（請見Ｑ７）。

Q2 執行代謝平衡飲食計畫時，ＭＢ健康顧問能提供什麼幫助？

A 我們都是會建議執行這套方法的人，要接受ＭＢ健康顧問的輔導或協助。原因在於，ＭＢ飲食原則對於整體還算健康，只想減掉一點體重的人士容易有助益，在吃了血糖負荷不高的食物之後，他們的健康狀況多可得到改善。然而，如果參與者體重超出標準太多，或者有真正的健康問題，就可以假設他已經很久沒聽見「內心的聲音」了。他已經屈服於依賴性和壞習慣，現在只好跟著愈陷愈深。碰到這種情況時，他們特別需要健康顧問來加以指導。在執行這套方案的任何時刻，這些健康顧問都可以變成你的最佳夥伴和嚮導，提高執行的動機與成果。

Q3 前面文章中一直提到的「量身打造」，是什麼意思？

A 每個人的血液都透露出他的身體健康代謝機能狀態，透過血液分析，就能為每個人找出最適合的營養，刺激與喚醒可能已經不正常的新陳代謝機能。

醫生會將你的血液送到德國總公司方法醫師專有資料庫交叉比對，透過資料庫內世界各地常用食材的營養及功能活性成分進行分析，設定出你需要的新陳代謝機能喚醒策略，並據此設計出專屬於你個人的飲食計畫。

Q4 執行這套方案，能帶來什麼效益？

A 不論個人有什麼病史或有什麼特殊體質，都可以開始執行這套方案。它能改善你的代謝平衡，而之後你的體重減輕、變得苗條，只是其附加利益。很多執行者者之前如果有過什麼病症，開始執行這套方案後，反而都能看到有效的改善，有些惱人的毛病甚至完全消失。

除了改善糖尿病的相關症狀和降低膽固醇，也有人提到其他方面的改善，例如風濕病、關節疼痛、高血壓、偏頭痛、慢性疲勞、更年期問題、消化問題、過敏和皮膚病都消失了。

血液生化指標如總膽固醇、LDL和HDL膽固醇的比例、血糖、CRP值（體內的發炎指數）都有改善。尿酸值可能會暫時升高（因為蛋白質的攝取改變），只要吃鹼性化合物或多喝水就可以改善，也不要忘了每天吃一顆蘋果。

執行這套方案的人都提到健康狀況變好了，體重降低後容易維持在一定的標準，更有活力、集中力更佳、抗壓性提高、更有耐力、更覺得生命充滿樂趣。

Q5 我很想嘗試這套方法，但我無法自行準備餐點怎麼辦？

A　ＭＢ會按照參與者的血液檢測數值，建立適合個人的飲食計畫。然後所有的資料都會送到台灣的分公司，可以幫你準備好餐點，你不需要了解複雜的科學理論，也不需要問什麼樣的食物才適合你。德國和台灣的專家已經分析出最適合你吃的東西。

Q6 直接吃由ＭＢ台灣分公司負責準備的餐點，有什麼好處？

A
- **方便：**在每天忙碌的生活中，很多人反應幾乎不可能有時間買某些新鮮的原料，更不用說還要一一秤重跟烹調了。
- **醫學上的考量：**我們希望能避免很多人容易犯的錯誤，例如混合不同類型的蛋白質。比方說，在雞肉裡加入堅果或椎茸，胺基酸可能就會過量，對當天的新陳代謝機能調理或減重的效果就會打折。

因此，ＭＢ在台灣的中央廚房幫忙準備的餐點，能確保你吃下去正確的食材（沒有隱藏的澱粉）、正確的份量和低血糖負荷食物的正確組合，確保它能幫助你改善新陳代謝，變得既健康又苗條。

Q7 我如果想要更進一步了解這套健康處方，可以在哪兒找到資訊？

A 你可以上德國MB的官網（內有各國官網連結）：

- **舊址**：www.metabolic-balance.de
- **新址**：www.mein-metabolic-balance.de

或參考台灣MB網站：

- **網址**：www.mbtaiwan.tw
- **客服專線**：0800-618-666

〔特別收錄〕

實踐分享：這是一套易執行、又有效的健康減肥法

在因緣際會下，台灣大學的註冊組主任洪泰雄，靠著代謝平衡飲食法，在兩個月內成功地減肥十三公斤，不止氣色變好了，健康檢查的血壓和膽固醇等指數，也都恢復到健康的範圍。

尚未減肥之前的洪泰雄，體重是八十四公斤，健康情況不甚理想，血壓、膽固醇、飯前血糖都過高，必須吃藥控制血壓。知道自己的健康情況不佳，過重是原因之一，因此曾試著減肥，但效果不好。

在偶然的機會，碰到一位成功減重的朋友，這位朋友原本有九十多公斤，卻減了十六公斤，他表示他是依照德國一位方法醫師的代謝平衡飲食法減肥成功的，並推薦洪泰雄去買這本書回來看。

書中提供了「改變飲食習慣，有助於改善新陳代謝」的觀念，並以簡單的飲食

原則，讓人能順利執行減重計畫。洪泰雄照著書上的方法實行，每天正常吃三餐、每餐先吃蛋白質、餐與餐之間間隔五小時、每天至少喝兩公升的水、三餐一定吃水果，以及每天一顆蘋果，結果在第一個月，就成功減了八公斤。

第二個月，洪泰雄再接再厲，尋求健康顧問管理公司諮詢，請專家幫他進行食材資料庫比對，設計個人化代餐，結果才十八天，他又瘦了五公斤。他說，減肥結束後，他仍會遵守書上的五大飲食原則，讓自己的身材及健康，都能維持在最好的狀態。

現在身材苗條、身體健康的洪泰雄，更是開心地四處跟朋友分享這個方法，希望大家都能因此而受益。

悅讀健康系列56

吃對營養，享瘦健康

德國方法醫師的代謝平衡密碼

Metabolic Balance – Die Diät

作　　者　沃夫・方法（Dr. med. Wolf Eckhart Funfack）
翻　　譯　嚴麗娟
企畫選書　林小鈴
責任編輯　潘玉女

行銷企劃　林明慧
行銷經理　王維君
業務經理　羅越華
總 編 輯　林小鈴
發 行 人　何飛鵬
出　　版　原水文化
台北市民生東路二段141號8樓
電話：（02）2500-7008　傳真：（02）2502-7676
E-mail：H2O@cite.com.tw
發　　行　英屬蓋曼群島商家庭傳媒股份有限公司城邦分公司
台北市中山區民生東路二段141號2樓
書虫客服服務專線：02-25007718；25007719
24小時傳真專線：02-25001990；25001991
服務時間：週一至週五上午09:30　12:00；下午13:30　17:00
讀者服務信箱：service@readingclub.com.tw
劃撥帳號19863813；戶名：書虫股份有限公司
香港發行　城邦（香港）出版集團有限公司
香港灣仔駱克道193號東超商業中心1樓
電話：(852)2508-6231　傳真：(852)2578-9337
電郵：hkcite@biznetvigator.com
馬新發行　城邦（馬新）出版集團 Cite (M) Sdn Bhd
41, Jalan Radin Anum, Bandar Baru Sri Petaling,
57000 Kuala Lumpur, Malaysia.
TEL：(603) 90578822　FAX：(603) 90576622
email：cite@cite.com.my

國家圖書館出版品預行編目資料

吃出營養，享瘦健康：德國方法醫師的代謝平衡密碼／沃夫方法(Wolf Eckhart Funfack)著；嚴麗娟譯. -- 初版. -- 臺北市：原水文化出版：家庭傳媒城邦分公司發行, 2009.09
面；　公分. --（悅讀健康系列；56）

ISBN 978-986-6379-09-3(平裝)

1. 健康飲食 2. 營養

411.3　　98014735

美術設計　許瑞玲
內文插畫　黃建中、盧宏烈
特約攝影　子宇影像工作室・徐榕志
製版印刷　科億資訊科技有限公司
初　　版　2009年9月15日
初版27刷　2018年11月29日
定　　價　300元
ISBN: 978-986-6379-09-3

Original title: Metabolic Balance® -- Die Diät by Dr. med. Wolf Funfack

城邦讀書花園
www.cite.com.tw